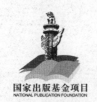

国家出版基金项目
NATIONAL PUBLICATION FOUNDATION

"十三五"国家重点图书出版规划项目

《医学·教育康复系列》丛书

组织单位

华东师范大学中国言语听觉康复科学与 ICF 应用研究院

华东师范大学康复科学系听力与言语康复学专业

华东师范大学康复科学系教育康复学专业

中国教育技术协会教育康复专业委员会

中国残疾人康复协会语言障碍康复专业委员会

中国优生优育协会儿童脑潜能开发专业委员会

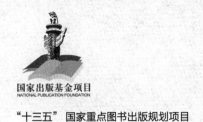

国家出版基金项目
NATIONAL PUBLICATION FOUNDATION

"十三五"国家重点图书出版规划项目

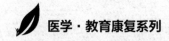

医学·教育康复系列

黄昭鸣　总 主 编
杜晓新　孙喜斌　刘巧云　副总主编

嗓音治疗实验实训

张奕雯　胡金秀　谭模遥　著

Experiments and Practices in Voice Therapy

南京师范大学出版社
NANJING NORMAL UNIVERSITY PRESS

图书在版编目（CIP）数据

嗓音治疗实验实训 / 张奕雯，胡金秀，谭模遥著
. — 南京：南京师范大学出版社，2021.3
（医学·教育康复系列 / 黄昭鸣总主编）
ISBN 978-7-5651-4796-8

Ⅰ.①嗓… Ⅱ.①张… ②胡… ③谭… Ⅲ.①嗓音医
学 – 治疗学 Ⅳ.① R767.92

中国版本图书馆 CIP 数据核字（2021）第 038683 号

丛 书 名	医学·教育康复系列
总 主 编	黄昭鸣
副总主编	杜晓新　孙喜斌　刘巧云
书　　名	嗓音治疗实验实训
作　　者	张奕雯　胡金秀　谭模遥
策划编辑	徐　蕾　彭　茜
责任编辑	李思思
出版发行	南京师范大学出版社
地　　址	江苏省南京市玄武区后宰门西村 9 号（邮编：210016）
电　　话	（025）83598919（总编办）　83598412（营销部）　83373872（邮购部）
网　　址	http://press.njnu.edu.cn
电子信箱	nspzbb@njnu.edu.cn
照　　排	南京凯建文化发展有限公司
印　　刷	南京爱德印刷有限公司
开　　本	787 毫米 × 1092 毫米　1/16
印　　张	14.5
字　　数	238 千
版　　次	2021 年 3 月第 1 版　2021 年 3 月第 1 次印刷
书　　号	ISBN 978-7-5651-4796-8
定　　价	49.00 元

出 版 人　张志刚

　　回顾我国言语听觉康复、教育康复行业从萌芽到发展的 22 年历程，作为一名亲历者，此时此刻，我不禁浮想联翩，感慨万千。曾记得，1996 年 11 月，我应邀在美国出席美国言语语言听力协会（ASHA）会议并做主题报告，会后一位新华社驻外记者向我提问："黄博士，您在美国发明了 Dr.Speech 言语测量和治疗技术，确实帮助欧洲、巴西、中国香港及一些发展中国家和地区推进了'言语听觉康复'事业的发展，您是否能谈谈我们祖国——中国内地该专业的发展情况？"面对国内媒体人士的热切目光，我竟一时语塞。因为我很清楚，当时，言语听觉康复专业在内地尚处一片空白。没有专家，不代表没有患者；没有专业，不代表没有需要。在此后的数天内，该记者的提问一直在耳畔回响，令我辗转反侧，夜不能寐。

　　经反复思量，我做出了决定：立即回国，用我所学所长，担当起一个华人学子应有的责任。"明知山有虎，偏向虎山行"，哪管他前路漫漫、困难重重。我满怀一腔热忱，坚定报国的决心——穷毕生之力，为祖国言语听觉康复的学科建设，为障碍人群的言语康复、听觉康复、教育康复事业尽自己的一份绵薄之力。

　　如今，我回国效力已 22 载，近来，我时常突发奇想：如果能再遇到当年的那位记者，我一定会自豪地告诉他，中国内地的言语听觉康复、教育康复事业已今非昔比，正如雨后春笋般繁茂、茁壮地成长……

　　20 多年的创业，历尽坎坷，饱尝艰辛。但我和我的团队始终怀着"科学有险阻，苦战能过关"的信念，携手奋进，在学科建设、人才培养、科学研究与社会服务、文化传承与创新等方面取得了众多骄人的成绩。2004 年，华东师范大学在一级学科教育学下创建了"言语听觉科学专业"。2009 年，成立了中国内地第一个言语听觉康复科学系，同年，建立了第一个言语听觉科学教育部重点实验室。2012 年 9 月，教育部、中央编办等五部委联合下发《关于加强特殊教育教师队伍建设的意见》（教师〔2012〕12 号），文件提出："加强特殊教育专业建设，拓宽专业领域，扩大培养规模，满足特殊教育事业发展需要。改革培养模式，积极支持高等师范院校与医学院校合作，促进学科交叉，培养具有复合型知识技能的特殊教育教师、康复类专业技术人才。"经教育部批准，2013 年华东师范大学在全国率先成立"教育康复学专业"（教育学类，专业代码 040110TK）。

2020 年华东师范大学增设"听力与言语康复学专业"（医学类，专业代码 101008T），这是华东师范大学开设的首个医学门类本科专业。听力与言语康复学专业旨在通过整合华东师范大学言语听觉科学、教育康复学、认知心理学、生命科学等学科领域的优质师资力量，建设高品质言语语言与听觉康复专业，培养适应我国当代言语语言听觉康复事业发展需要的，能为相关人群提供专业预防、评估、诊断、治疗与康复咨询服务的复合型应用人才，服务"健康中国"战略。

一门新学科的建立与发展，必然面临许多新挑战，这些挑战在理论和临床上都需要我们一起面对和攻克。据 2011 年全国人口普查数据显示，我国需要进行言语语言康复的人群高达 3000 多万。听力与言语康复专业立足言语听力障碍人群的实际需求，秉持"医工结合、智慧康复"的原则，紧跟国际健康理念的发展，以世界卫生组织提出的《国际疾病分类》（ICD）和《国际功能、残疾和健康分类》（ICF）理念为基础，构建听力与言语康复评估和治疗标准，为医院康复医学科及临床各科，诸如神经内科、耳鼻咽喉头颈外科、儿科、口腔科等伴随言语语言听力障碍的人群提供规范化的康复治疗服务。最令我感到自豪的是：2013 年，我们研究团队申报的"言语听觉障碍儿童康复技术及其示范应用"科研成果，荣获上海市科学技术奖二等奖。

教育康复学专业是我国高等教育改革的产物，它不仅符合当前"健康中国"的发展思路，符合特殊教育实施"医教结合、综合康复"的改革思路，而且符合新形势下康复医学、特殊教育对人才培养的需求。专业的设置有助于发展医疗机构（特别是妇幼保健系统）的康复教育模式，更有助于发展教育机构（特别是学前融合教育机构）的康复治疗模式。2015 年，我们研究团队申报的"基于残障儿童综合康复理论的康复云平台的开发与示范应用"科研成果，再次荣获上海市科学技术奖二等奖。

在新学科建设之初，我们就得到各级政府与广大同仁的大力支持。2013 年，教育部中国教师发展基金会筹资 680 万元，资助听力与言语康复学和教育康复学专业建设。本丛书既是听力与言语康复学和教育康复学专业建设的标志性成果，也是华东师范大学、上海中医药大学等研究团队在 20 多年探索实践与循证研究基础上形成的原创性成果，该成果集学术性、规范性、实践性为一体。丛书编委会与南京师范大学出版社几经磋商，最终确定以"医学·教育康复"这一跨学科的新视野编撰本套丛书。作为"十三五"国家重点图书出版规划项目，本套丛书注重学术创新，体现了较高的学术水平，弥补了"医学·教育康复"领域研究和教学的不足。我相信，丛书的出版对于构建中国特色的"医学·教育康复"学科体系、学术体系、话语体系等具有重要价值。

全套丛书分为三大系列，共22分册。其中："理论基础系列"包括《教育康复学概论》《嗓音治疗学》《儿童构音治疗学》《运动性言语障碍评估与治疗》《儿童语言康复学》《儿童认知功能评估与康复训练》《情绪与行为障碍的干预》《儿童康复听力学》《儿童运动康复学》9分册。该系列以对象群体的生理、病理及心理发展特点为理论基础，分别阐述其在言语、语言、认知、听觉、情绪、运动等功能领域的一般发展规律，系统介绍评估原理、内容、方法和实用的训练策略。

"标准、实验实训系列"为实践应用部分，包括《ICF言语功能评估标准》《综合康复实验》《嗓音治疗实验实训》《儿童构音治疗实验实训》《运动性言语障碍治疗实验实训》《失语症治疗实验实训》《儿童语言治疗实验实训》《普通话儿童语言能力临床分级评估指导》《认知治疗实验实训》《情绪行为干预实验实训》10分册。该系列从宏观上梳理残障群体教育康复中各环节的标准和实验实训问题，为教育工作者和学生的教学、实践提供详细方案，以期为"医学·教育康复"事业的发展拓清道路。该系列经世界卫生组织国际分类家族（WHO-FIC）中国合作中心下的中国言语听觉康复科学与ICF应用研究院授权，基于ICF框架，不仅在理念上而且在实践上都具有创新性。该系列实验实训内容是中国言语康复对标国际，携手全球同行共同发展的标志。

"儿童综合康复系列"为拓展部分，包括《智障儿童教育康复的原理与方法》《听障儿童教育康复的原理与方法》《孤独症儿童教育康复的原理与方法》3分册。该系列选取最普遍、最典型、最具有教育康复潜力的三类残障儿童，根据其各自的特点，整合多项功能评估结果，运用多种策略和方法，对儿童实施协调、系统的干预，以帮助残障儿童实现综合康复的目标。各册以"医教结合、综合康复"理念为指导，注重原理与方法的创新，系统介绍各类残障儿童的特点，以综合的、融合的理念有机处理各功能板块之间的关系，最终系统制订个别化干预计划，并提供相关服务。

在丛书的编写过程中，我们始终秉承"言之有据、操之有物、行之有效"的学科理念，注重理论与实践相结合、康复与教育相结合、典型性与多样性相结合，注重学科分领域的互补性、交叉性、多元性与协同性，力求使丛书具备科学性、规范性、创新性、实操性。

本套丛书不仅可以作为"医学类"听力与言语康复学、康复治疗学等专业的教材，同时也可以作为"教育学类"教育康复学、特殊教育学等专业的教材；既可供听力与言语康复学、康复治疗学、教育康复学、特殊教育学、言语听觉康复技术等专业在读的专科生、本科生、研究生学习使用，也可作为医疗机构和康复机构的康复治疗师、康复医师、康复教师和护士的临床工作指南。本套丛书还可作为言语康复技能认证的参考书，包括构音 ICF-PCT 疗法认证、言语嗓音 ICF-RFT 疗法认证、孤独症儿童 ICF-ESL 疗法认证、失语症 ICF-SLI 疗法认证等。

　　全体医疗康复和教育康复的同仁，让我们谨记："空谈无益，实干兴教。"希望大家携起手来，脚踏实地，求真务实，为中国康复医学、特殊教育的美好明天贡献力量！

博士（美国华盛顿大学）

华东师范大学中国言语听觉康复科学与 ICF 应用研究院院长

华东师范大学听力与言语康复学专业教授、博导

华东师范大学教育康复学专业教授、博导

2020 年 7 月 28 日

嗓音把言语凝聚在一起，言语中的嗓音成分无论是在表达情感还是在使用重音来表示话语中的强调色彩时都起着重要的作用。据研究者统计，美国人口中约有 3% 至 9% 的嗓音障碍患者，其中，老年人群的嗓音障碍患病率较高，而在职业中用嗓较多者（如教师、销售人员、播音员、导游等）易发的相关疾病包括功能性嗓音障碍（41%）、声带结节/肥大（15%）、咽喉反流/喉炎（11%），这些都严重影响了嗓音功能。目前，国内教师群体中嗓音疾病的总体患病率为 33.81%～44.6%，声乐专业学生嗓音疾病的患病率为 28.49%。由此可见，嗓音障碍的人群庞大，但大部分中国人对于嗓音相关知识的认知和重视程度相对欠缺，当嗓音或嗓音功能出现异常时，往往难以得到及时的治疗或出现治疗不当的情况。导致这一现象的原因很大程度上与嗓音治疗的学科体系发展不成熟，相关临床操作指南、教材缺乏有关。

2018 年，南京师范大学出版社决定以新的视野编撰《医学·教育康复系列》丛书，并且该套丛书已被列为"十三五"国家重点图书出版规划项目。《嗓音治疗实验实训》属于该套丛书中"标准、实验实训"系列中的一本，主要致力于学生言语嗓音治疗临床实践能力的培养，从 ICF 框架下的言语嗓音功能评估及治疗的角度出发，侧重于采用案例教学的模式，帮助学生将前期所学的言语嗓音治疗相关理论知识融会贯通，为学生进入医疗、学校、民政、残联等教育和康复机构开展成人与儿童言语嗓音治疗的临床工作奠定良好的基础。

《嗓音治疗实验实训》共分为四大章节：第一章为绪论部分，主要阐述嗓音治疗实验实训的目的和要求，简单介绍嗓音治疗的规范化流程并对嗓音治疗中可借助的有效工具和设备进行简单介绍；第二章主要讲述 ICF 框架下的言语嗓音功能评估，首先对言语嗓音功能精准评估的方法和流程进行详细讲解，然后介绍 ICF 框架下言语嗓音功能评估限定值的转换和言语嗓音治疗计划的制订；第三章主要从三个层面对 ICF 框架下的言语嗓音治疗及效果监控进行阐述，首先具体讲解言语嗓音治疗的实施和实时监控的开展，其次讲述短期目标监控的开展及其临床意义，最后介绍言语嗓音功能疗效评价表；第四章则是通过案例分析，具体阐述针对常见的言语嗓音功能障碍类型（呼吸支持不足、呼吸与发声不协调、高音调、声门闭合不全、前位聚焦障碍、鼻音功能亢进）进行言语嗓音功能评估、治疗和监控的具体过程。

本书在定稿过程中非常荣幸地得到了万萍教授及万勤、刘巧云副教授等的悉心指导与斧正。本书适用于教育康复学专业、听力与言语康复学专业、康复治疗学专业、特殊教育学专业等本科生和研究生教学，也可供康复医师、康复治疗师、特殊学校教师，以及临床医师（康复科、儿科、儿保科、耳鼻咽喉科等）、护士等阅读参考。

在本书即将付梓之际，我们要感谢本套系列丛书编委会各位委员一直以来的辛勤努力与坚持。在本书的编写过程中，丛书总主编华东师范大学黄昭鸣教授在编写计划、人员安排等各方面给予了指导，我的搭档陈佳梅，在本书的校对和完善工作中不辞辛劳地帮助我，南京师范大学出版社徐蕾总编辑、彭茜老师、责任编辑李思思老师给予了支持与帮助。此外，还要感谢美国泰亿格公司（Tiger DRS, Inc.）、上海慧敏医疗器械有限公司对本项目的技术支持，本书中使用的实验设备均来自以上单位。感谢上海小小虎康复中心对 ICF 嗓音功能参考标准制定和临床实践的指导。由于编者水平有限，本书中难免存有不当之处，为使本书在使用中不断完善，还望同行与读者不吝指正。

张来雯

2020 年 5 月 8 日

目 录

1

绪 论

嗓音治疗相关知识和实践操作技能是言语康复专业人才必须具备的基本素养之一，本书囊括了临床嗓音规范化治疗过程中的评估测量方法和嗓音治疗技术，旨在为临床嗓音言语治疗提供参考，为培养教育康复或言语语言康复专业的人才奠定基础。本章从嗓音治疗实验实训的目的及要求与嗓音治疗的规范化流程两方面进行介绍，强调了嗓音治疗实验实训的必要性，并概述了如何在实验实训过程中进行规范化操作的流程，为本书后续详述嗓音治疗实验实训的内容做铺垫。

嗓音治疗实验实训的目标及要求

要将嗓音治疗技术应用于临床实践中，就离不开实验课程和实训课程这两个环节，实验课程让学习者能够充分了解并掌握嗓音功能评估与治疗的方法及技术，并通过实验课程加深对嗓音治疗理论知识的理解和掌握，实训课程让学习者得以将嗓音治疗的评估与治疗技术进行临床实践。本节从嗓音治疗实验实训的目标、实训课程的内容安排两大方面进行介绍，包括实验实训课程的框架及其内容、开展嗓音治疗实验实训的原则、嗓音治疗实验实训的要求等方面。嗓音治疗实验实训旨在完善教育康复专业实践教学体系，使专业理论教学与教育实践紧密联系，系统、全面地培养合乎规范的教育康复专业人才。

一、嗓音治疗实验实训的目标

在临床实践中，诸多障碍类型的成人与儿童均可能表现出言语嗓音功能的损伤，如运动性言语障碍、失语症、喉功能障碍、听觉障碍、智力障碍、口吃、唇腭裂等患者常常伴随有呼吸、发声、共鸣功能异常的言语嗓音障碍[①]。由于不同病因造成言语嗓音问题的表现以及康复重点、难点不同，因此，在嗓音治疗中，评估个体言语嗓音功能损伤程度、制订针对性的康复训练计划与方案，并针对个体的情况开展个别化康复治疗、监控康复疗效均是一名合格的康复师应具备的专业技能。

言语康复专业人才应具备扎实的理论知识、良好的人文素质；既要强

---

① 黄昭鸣，朱群怡，卢红云. 言语治疗学 [M]. 上海：华东师范大学出版社，2017：10–11.

调技术操作能力，又要强调良好的技术能力基础，这样才能满足日常康复治疗技术工作的要求，且具备进一步发展所需的能力。因此，嗓音治疗实验实训不但要求学生熟练掌握临床技能，更重要的是能培养学生的临床思维。嗓音治疗实验实训的总体目标如下。

第一，培养学生的职业道德素养、专业态度、良好的专业动机、较强的逻辑推理技巧、积极的学习态度，以及分析问题、解决问题的能力，使学生能够耐心细致地开展康复服务，具有批判性思维，整体推进其专业训练发展水平。

第二，夯实学生专业技能，为未来工作中实现医教结合的教育模式奠定扎实的技能基础。逐步培养学生针对伴随有言语嗓音障碍的病患独立开展个别化言语嗓音康复治疗的能力。通过实验实训，使学生能够在实践中恰当地运用言语嗓音治疗的理论及操作技术，独立完成不同疾病患者的言语嗓音功能评估，并制订合理的治疗方案，实施有效的治疗。熟悉康复流程，能够设计治疗计划并解决患者存在的问题，评估治疗过程和服务成效，在临床实践中获得初步经验。

第三，专业知识灵活应用。学生能针对不同个案在康复进程中的临床表现，运用学过的专业知识分析个案的具体障碍表现、并对其进行恰当地解释和说明；有寻找问题、查证疑问和最大限度自我学习的主动性；能够更有效并及时地组织工作。

二、嗓音治疗实验实训的内容及要求

（一）实验实训课程框架及其主要内容

言语嗓音治疗实训主要包括言语嗓音功能评估与治疗计划制订技能，针对不同障碍程度和不同表现的患者开展言语嗓音治疗技能，康复效果监控与疗效评价技能等方面内容。课程设置力求实现实训项目系列化、规范化，涵盖言语嗓音治疗实践教学中的主要技能，重在突出教学的实践性、开放性和职业性，让学生在反复实践中提高综合能力，养成良好的职业素养。课程内容体现为对康复治疗技术岗位的职业素质和职业能力的培养，课程主要内容板块如图 1-1-1 所示。

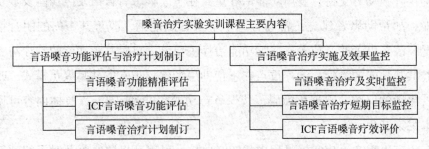

图 1-1-1　嗓音治疗实验实训课程主要内容板块

1. 言语嗓音功能评估与治疗计划制订

对患者开展言语嗓音功能评估，既包括通过问诊与观察对患者的言语嗓音功能进行主观评价，也包括通过声学测量、电声门图测量等客观测量手段对患者的言语嗓音功能进行精准评估与 ICF 言语嗓音功能评估，具体内容可见本书第二章第三节。评估可使治疗师全面地掌握患者言语嗓音功能状况，了解其言语嗓音障碍的类型及损伤程度，为后续治疗提供依据。

言语嗓音治疗计划的制订，是开展言语嗓音治疗的基础。制订言语嗓音治疗计划时，应全面地分析患者言语嗓音功能精准评估结果，确定患者的言语嗓音问题，并在治疗计划中选择合适的治疗方法。除此之外，康复目标的设定也是治疗计划制订中很重要的一部分，依据 ICF 言语嗓音功能评估结果，我们可以客观地了解到当前患者言语嗓音功能的损伤程度，并合理地设置康复目标，通过目标管理确保言语嗓音治疗按计划、有步骤、有成效地开展。[1]

2. 言语嗓音治疗的实施及效果监控

言语嗓音治疗主要通过个别化康复形式开展。言语嗓音治疗应根据言语嗓音功能评估结果，针对呼吸、发声、共鸣三大言语系统所存在的问题

---

① 比肯巴赫，等 . ICF 核心分类组合临床实践手册 [M]. 邱卓英，励建安，吴弦光，译 . 北京：人民军医出版社，2013：20-27.

分别进行治疗。呼吸功能治疗重点在于帮助患者建立正确的呼吸方式，提高其呼吸支持能力，并改善呼吸与发声协调能力，为后续发声功能的治疗提供呼吸动力支持；发声功能治疗重点在于改善患者言语发声功能及喉功能，如帮助患者建立正常的音调水平及音调范围，改善其声门的闭合情况，改善患者的音质等；共鸣功能治疗主要分为口腔共鸣功能的治疗与鼻腔共鸣功能的治疗，治疗重点在于帮助患者建立正常的共鸣聚焦模式，改善患者的口腔共鸣聚焦障碍，减少鼻音功能亢进等问题。[①] 具体内容可见本书第三章。

言语嗓音治疗实施过程中的实时监控，可以帮助康复师及时了解到每一次康复训练后个体的进步情况，即时检验每一次康复治疗的效果。患者开展一段时间言语嗓音治疗后应及时进行短期目标监控，以帮助康复师及时调整康复方案。另外，在一个阶段治疗计划实施过程中，可根据患者能力和训练进展再次进行言语嗓音功能评估，以进行言语嗓音治疗的疗效评价。短期目标监控和疗效评价可以检验康复治疗的中期、长期目标的达成情况。具体内容可见本书第三章。

（二）开展嗓音治疗实验实训的原则

1. 实践性

言语嗓音治疗技能实验实训以培养学生职业能力为主线，以技能训练为主要目标，重在培养学生将理论知识转化为实践的能力。实验实训课程内容设置上，按照言语嗓音治疗临床实践中的工作流程组织内容，突出实操性。其涵盖了临床工作中的以下主要技能要点：问诊与个案信息搜集、言语嗓音功能评估、治疗方案制订、治疗方案实施与治疗效果监控。此外，本书中还包含了在各类康复机构、医院康复科、耳鼻咽喉科收集的个案资料，通过集中学习，可让学生快速掌握临床工作中可能面临的个案情况，切实提高其实践技能。

---

① 杜晓新，黄昭鸣.教育康复学导论[M].北京：北京大学出版社，2018：57—71.

2. 科学性

言语嗓音治疗实验实训以言语嗓音障碍的特征为依据，循序渐进地安排课程内容。言语嗓音治疗实验实训技能以精准评估、有效训练为指导思想，旨在让学生掌握科学系统的治疗方法。本书中还创新性地引入了 ICF 理念与框架，对如何在临床实践中针对患者的言语嗓音障碍选择恰当的 ICF 核心分类组合，以及按照基于 ICF 的言语康复整体解决方案，如何进行功能评估、计划制订、康复治疗、疗效评价进行了介绍。ICF 是世界卫生组织应用于健康和康复领域的分类系统，其最终目的是要建立统一的、标准化的术语系统，以对健康和康复状况的结果进行分类提供参考性的理论框架。[①] 在 ICF 框架下的言语嗓音治疗实验实训技能，科学性和系统性突出，可以让学生习得开展个别化言语嗓音治疗的规范化思路，从而确保康复治疗的开展具备科学性。

3. 前沿性

互联网技术和电子信息技术的快速发展为康复手段的提升带来了新的机遇，嗓音治疗实验实训中应纳入康复领域的新技术、新手段的实践及操作技能教学。言语嗓音治疗中需要大量的重复练习，现代化康复设备及康复云平台的运用可以全面整合康复治疗素材，它一方面可以缩短康复师准备的时间，另一方面也能充分调动患者主动参与的兴趣，丰富康复形式，从而提升康复效率。[②]

（三）嗓音治疗实验实训的要求

通过对患者进行呼吸功能、发声功能、共鸣功能的训练，帮助障碍患者解决一系列的发声器官及发声问题，以减轻其言语嗓音障碍，恢复其言语嗓音功能，最大限度地降低言语嗓音障碍对障碍患者生活的影响。

[①] 邱卓英.《国际功能、残疾和健康分类》研究总论 [J]. 中国康复理论与实践，2003，9（1）：2-5.

[②] 张玉红，黄昭鸣，刘巧云. 特殊教育专业康复实践教学的运行困境与突围路径——基于智慧康复云服务的视角 [J]. 中国特殊教育，2015（11）：49-55.

　　第一，了解不同疾病类型患者的言语嗓音障碍表现，对不同疾病类型患者进行言语嗓音功能评估和分析，制订言语嗓音治疗计划，设定治疗目标。

　　第二，根据言语嗓音功能评估结果制订的治疗计划，针对不同疾病类型患者开展个别化言语嗓音康复治疗。

嗓音治疗规范化流程

嗓音的评估与治疗必须按照规范化的操作流程进行，这样才能使实际工作有章可循，如图 1-2-1 所示，言语嗓音治疗的整个过程就是通过评估 Assessment（A）—治疗 Therapy（T）—监控 Monitor（M）这样一个循环过程来完成的。[①]

一、嗓音治疗规范化流程简介

（一）填写患者基本信息

进行言语嗓音治疗之前，康复师首先要进行患者基本信息的收集，包括年龄、性别、相关病史及治疗状况、是否接受过康复治疗及治疗情况、有无其他疾病史、主要言语嗓音障碍的症状等。

（二）ICF 言语嗓音功能评估

首先，经过快速筛查，康复师可以初步判定患者是否存在言语嗓音问题，接下来通过对呼吸、发声、共鸣这三大功能中的参数进行精准评估，即通过客观测量与定量评估，获得客观的数据[②]，同时填写言语嗓音功能精准评估表。

---

① 杜晓新，黄昭鸣. 教育康复学导论 [M]. 北京：北京大学出版社，2018：46-47.

② MORRISON M , RAMMAGE L, NICHOL H, et al. The management of voice disorders [M]. Chapman and Hall Medical, 1994.

其次，将言语嗓音功能精准评估中测得的各项参数的数据输入 ICF 转换器中，与对应的参考标准值进行对比，即把其与同年龄、同性别普通人相应参数的参考标准值进行比较，确定测得的参数数据是否在正常范围内，从而得出患者各项功能的损伤程度，并填写 ICF 言语嗓音功能评估表。

通过言语嗓音功能精准评估及 ICF 言语嗓音功能评估，康复师能明确患者呼吸、发声、共鸣三大功能的详细情况，为后续制订言语嗓音治疗计划提供依据。为能及时调整治疗计划，建议每个阶段均进行一次言语嗓音功能精准评估，具体的评估内容详见本书第二章第一节和第二节。

（三）ICF 言语嗓音治疗计划

康复师在诊断并明确患者言语嗓音障碍类型的基础上，制订相应的言语嗓音治疗计划。每位患者的治疗计划都是根据其言语嗓音障碍的类型、程度和原因所制订的有针对性的计划，该治疗计划包括嗓音治疗的主要任务、治疗方法、实施计划的人员、治疗前患者的程度、预期目标（中期、长期目标），及治疗后患者所达到的改善程度等，具体的治疗任务、治疗方法等详见本书第二章第三节。

（四）言语嗓音治疗的实施与规范化操作

1. 实时监控

言语嗓音治疗的过程不是一成不变的，整个言语嗓音治疗过程遵循"评估—治疗—监控—治疗—评估"的科学程序，在尽可能短的时间内使患者的言语嗓音问题得到改善。因此，在每次进行言语嗓音治疗的前后，对患者进行实时监控，即训练前描述及训练效果的描述。训练前描述是指每次训练前患者的言语嗓音功能情况，训练效果是指每次训练后患者通过一次训练所达到的言语嗓音功能情况，通过训练前描述与训练效果的对比能更为客观地掌握一次训练对患者言语嗓音功能的改善情况，通过连续几次训练效果的对比能直观地掌握患者的进步情况。在言语嗓音康复过程中，采用与 ICF 言语嗓音功能评估对应的参数作为实时监控的指标。在实际进行实时监控的过程中，通常可以采用前一次训练效果的情况作为下一次训练前的描述，以缩减每次训练中用于实时监控的时间，具体的实时监控参数详见第三章第一节。

2. 康复治疗

康复师在实施临床康复训练时，需要根据患者的实际情况，将多种治疗方法及康复手段进行有机结合，以便在有效时间内让患者得到最有针对性的治疗，获得最佳的康复效果。具体康复治疗的方法及手段详见第三章第一节。

3. 短期目标监控

在言语嗓音的康复过程中，康复师会根据患者的具体情况设立康复目标，通常包括长期目标与短期目标。康复师通过言语嗓音精准评估来进行长期目标的监控，通过实时监控来进行每次训练情况的监控，而短期目标的监控如表 4-2-1 所示，通常在 1~5 次训练后进行短期目标监控，具体监控时间视患者的情况而定。短期目标监控的参数与 ICF 言语嗓音功能评估的参数一致，对呼吸、发声、共鸣三大功能进行客观测量与定量评估，通过 ICF 转换器获得患者的损伤程度，具体短期目标监控的参数及填表方式详见第三章第二节。

（五）言语嗓音疗效评价

在言语嗓音康复的过程中，将整个康复治疗的进程分为了初期、中期和末期，在康复初期，康复师会对患者进行精准评估，得到患者各项功能的损伤程度与长期目标值，同时也作为疗效评价中的初期评估的损伤程度与目标值；当经过一个阶段的康复后，康复师会对患者进行言语嗓音功能评估，根据患者的具体情况决定哪个阶段为患者康复进程中的中期，并将该阶段的言语嗓音功能评估结果作为患者中期评估的结果。同时康复师对初期与中期评估结果，即对初期与中期的疗效评价进行对比，得到患者治疗前后的言语嗓音功能的对比，监控治疗效果，确定是否达成长期目标，便于康复师进行言语嗓音治疗计划及训练目标的调整。而末期评估则是在患者即将结束所有康复训练时进行的，康复师会评价患者当前言语嗓音功能的整体情况，看其是否达到患者及其家属所预期的目标并监控治疗效果，看其是否达到成长期目标。具体构音疗效评价的内容详见第三章第三节。

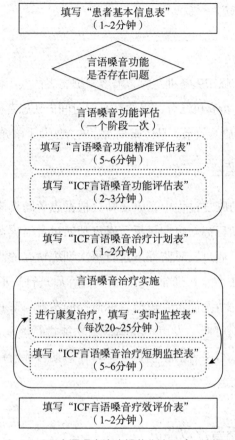

图 1-2-1   ICF 言语嗓音治疗规范化流程（A+T+M+E）

二、康复团队和康复形式简介

1. 个别化康复

人员组成：1 名中级康复师（负责 1 名中度或者重度患者）。

个别化康复主要由 1 名中级康复师对 1 名中度或重度患者进行一对一康复，从言语嗓音、构音语音、语言认知等多方面改善患者的功能。

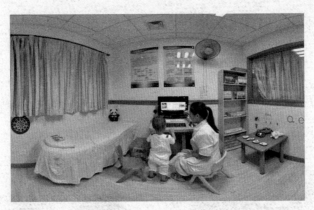

图 1-2-2　个别化康复（一对一），1 台主设备（全功能）

2. 小组康复（异质）

人员组成：1 名中级（或高级）康复师、N 名基层（或初级）康复师（负责 N 名中度患者）。

康复团队主要由 1 名中级（或高级）康复师、1 名基层（或初级）康复师、3~4 名（与小组患者人数相同）实习生（或新手康复师）、3~4 名（与小组患者人数相同）家属，以及 1 名引导员组成。

① 中级康复师负责精准评估、制订言语嗓音治疗计划，并进行言语嗓音疗效评价；

② 初级康复师负责指导实习生（或新手康复师）实施康复训练，并进行康复短期目标监控；

③ 实习生（或新手康复师）实际实施康复训练，并进行实时监控；

④ 引导员负责引导家属和患者根据治疗安排进入相应的治疗室。

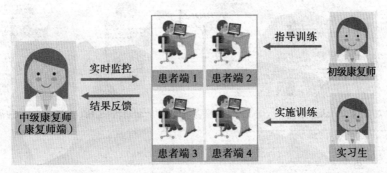

图 1-2-3　小组康复（一对多），1 台主设备（全功能），N 台设备（部分功能）

3. 团体康复（异质、同质）

人员组成：1 名初级康复师（负责 N 名轻度患者，每名患者均有家属陪同治疗）。

团体康复主要由 1 名初级康复师负责多名轻度患者，由家属照顾或辅助患者使用康复学习机完成初级康复师布置的康复作业。

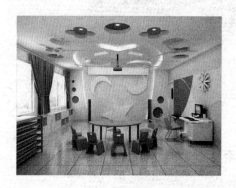
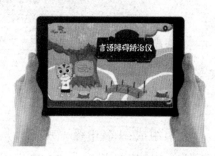

图 1-2-4　门诊康复（扫码，一对多），N 个康复学习机（扫码作业）

4. 床旁康复

人员组成：N 名家属（负责 N 名轻度患者）。

康复师或医生给患者布置康复作业，由家属陪同患者完成床旁康复，可以在病房进行床边康复时同步进行。

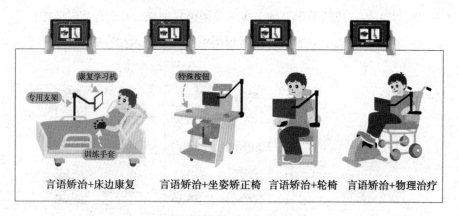

图 1-2-5　床旁康复（扫码）

嗓音治疗的常用工具

一、言语障碍测量仪

为提高评估的精准性和治疗的有效性，仪器设备及辅具对于言语嗓音治疗的开展是极其必要的。言语嗓音评估与治疗设备属于医用康复产品，可应用于医疗机构、民政残联系统和特殊教育学校等，因此，我们不仅应注重设备的有效性，还应强调使用的安全性。本节主要介绍几款符合国家医疗器械产品市场准入审查规定、获得《中华人民共和国医疗器械注册证》的言语嗓音评估与治疗设备，主要包括言语障碍测量仪、嗓音功能检测仪以及 ICF 转换器。

言语障碍测量仪是利用数字信号处理技术和实时反馈技术，对言语功能进行定量测量、评估和实时训练的现代化言语治疗设备。可依据《言语治疗学》中的言语功能评估标准对患者言语的呼吸功能、发声功能、共鸣功能进行评估，并制订合理的矫治方案。[1]它通过对言语、构音、语音、鼻音信号进行实时检测处理，用于言语障碍的功能评估。包括：通过实时多维建模技术为言语功能检测提供技术参数，具体可开展 ① 言语呼吸、发声、共鸣、构音、语音功能的实时测量（音域图、聚焦图等）；② 采用单一被试技术对言语康复效果进行评估和全程监控。为言语、构音、语音的诊断提供相关信息，以及对康复过程的监控。

---

① 黄昭鸣，朱群怡，卢红云. 言语治疗学 [M]. 上海: 华东师范大学出版社，2017: 33–264.

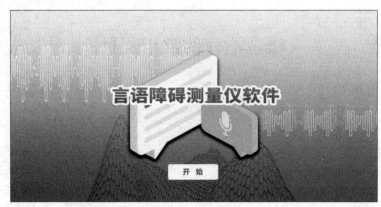

A. 言语障碍测量仪软件界面

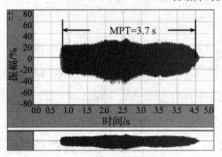

B. 最长声时测量

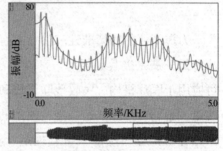

C. 共振峰、线性预测谱和功率谱

图 1-3-1   言语障碍测量软件界面及测量的 MPT、F_2

本书中，言语障碍测量仪主要用于对言语呼吸、发声、共鸣功能进行精准评估，并得出数据分析报告，为填写患者言语嗓音功能评估表提供定量数据，并为矫治方案的制订提供依据。在呼吸功能的评估中，可以进行最长声时、最大数数能力的测量，评估患者的呼吸支持能力、呼吸与发声协调能力的情况[1]；在发声功能的评估中，可进行言语基频、言语基频标准差的测量，评估患者音调异常的类型、音调控制能力的情况；在共鸣功能的评估中，可进行 /i/ 和 /u/ 的第二共振峰频率、第二共振峰频率震颤的测量，评估患者口腔聚焦障碍的类型、口腔共鸣音质的情况[2]。

---

[1]   万勤，陈守华，黄昭鸣 . 呼吸方式对 3～6 岁健听和听障儿童最长声时与最大数数能力的影响 [J]. 听力学及言语疾病杂志，2011，19（6）：506–508.

[2]   万勤，努尔署瓦克，邵国郡，等 . 学龄唐氏综合征患儿与正常儿童口腔共鸣声学特征比较 [J]. 听力学及言语疾病杂志，2013（5）：469–473.

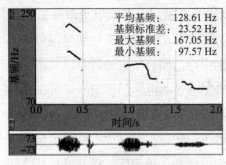

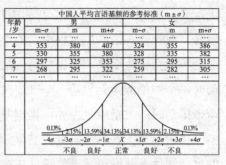

中国人平均言语基频的参考标准（m ± σ）					
年龄 /岁	男			女		
	m−σ	m	m+σ	m−σ	m	m+σ
…						
4	353	380	407	324	355	386
5	330	355	380	328	335	382
6	297	325	353	275	295	315
7	268	295	322	259	282	305
…						

A. 音调—基频检测　　　　　　　B. 平均言语参考标准

图 1-3-2　言语障碍测量仪（F_0）

　　产品技术指标要求：① 实时言语信号性能，即谐波频率误差在 −4% ~ 4% 范围内，基频实时响应速率 ≤ 6 ms，FFT 实时响应速率 ≤ 48 ms，LPC 实时响应速率 ≤ 45 ms，以及语谱图窄带实时分辨率为 12.7 ms ± 4%，信号色度误差 ≤ 15%，信号线性误差 ≤ 2%；② 电声门图信号频响性能，即频响为在 70 Hz ~ 500 Hz 频率范围内的 −3 dB ~ 0 dB，静止噪声 ≤ 5 mV；③ 电声门图电极性能，即电极信号输出频率为 2.5 MHz。

二、嗓音功能检测仪、电声门图仪

视 频

嗓音功能
测量仪软件

　　嗓音功能检测仪将嗓音声学信号和电声门图信号数据化，对嗓音功能进行定量测量分析，对嗓音音质、声门关闭程度和声带振动规律进行客观判断。可依据《言语治疗学》中的发声功能评估标准进行评估，并制订合理矫治方案。它通过对嗓音声学信号和电声门图信号进行实时检测处理，用于嗓音障碍的功能评估。[①] 包括：通过实时多维建模技术为言语功能检测提供技术参数，具体可开展 ① 嗓音功能的实时测量（微扰程度、声门关闭程度等）；② 电声门图显示、测量及其发声矫治（接触率、接触率微扰等），为嗓音功能的诊断提供相关信息，并监控康复过程。电声门图

---

① 万萍，黄昭鸣，周红省. 音质障碍测量与治疗的个案研究 [J]. 中国听力语言康复科学杂志，2007（1）：47-49.

仪配合其他仪器设备（如嗓音功能检测仪）使用，就能够录取嗓音言语信号。在嗓音言语产生过程中，能够检测声门组织阻抗变化和双侧声带接触面积的变化，反映声带振动每一周期中声门闭合阶段的特点以及声带振动时每个周期的运动轨迹。[①] 通过仪器实时显示电声门图信号，可以获得声带振动时的大量信息，如：根据基频微扰、基频震颤、声门噪声、接触率、接触率微扰等参数测量及其常模可进行声带振动规律、声门闭合程度的客观评估及其发声矫治，评估声带的内收和外展程度，以及喉位的高低变化等。

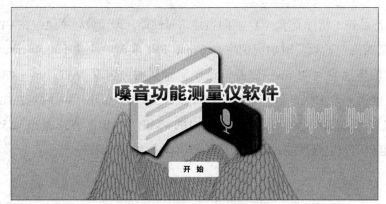

A. 嗓音功能测量仪软件主页面

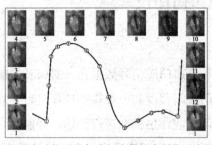

B. 嗓音功能测量仪分析声带闭合周期示意图

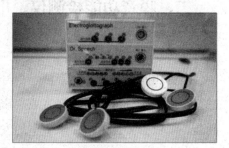

C. 电声门图仪

图 1-3-3   嗓音功能测量仪、电声门图仪

本书中，嗓音功能检测仪与电声门图仪主要用于对嗓音功能进行精准评估，并得出数据统计报告，为详细填写患者的嗓音功能评估表提供定量

---

① 魏春生，王薇，陈小玲，等. 声带振动功能的定量检测 [J]. 临床耳鼻咽喉科杂志，1999，13（6）：248–251.

的数据，从而为矫治方案的制订提供依据。可进行嗓音基频、嗓音基频标准差、粗糙声、嘶哑声、气息声、基频微扰、幅度微扰、声门噪声、频段能量集中率、声带接触率、声带接触率微扰、基频震颤等参数的测量，评估患者嗓音音质、声门关闭的情况。

产品技术指标要求：① 喉功能信号（嗓音信号、喉声学信号、电声门图信号、喉生理信号），即频率误差在 −4% ~ 4% 范围内，电压误差 ≤ ±5%。② 电声门图信号频响性能，即频响为在 70 Hz ~ 500 Hz 频率范围内 0 dB ~ −3 dB，静止噪声 ≤ 5 mV；③ 电声门图电极性能，即电极信号输出频率为 2.5 MHz。

三、鼻音测量与训练仪

视 频

鼻音测量与
训练仪软件

鼻音测量与训练仪通过观察和计算口腔和鼻腔的声强分配，计算鼻流量并给出鼻部和口部信号的平均功率谱、线性预测谱、语谱图等。主要用于鼻腔共鸣功能异常的测量与矫正，也可以用于腭裂患者修复术后的发音训练，以及鼻构音功能障碍的矫治。[①] 它通过对鼻音信号进行实时检测处理，用于鼻音障碍的功能评估与康复训练。具体可开展 ① 鼻流量的实时测量与评估；② 鼻腔与口腔的功率谱、线性预测谱、语谱图的测量与评估；③ 能进行悬雍垂训练、鼻腔共鸣训练、鼻音训练、鼻音对比、鼻音轮替训练；④ 前位、后位、喉位、鼻腔聚焦障碍的矫治；⑤ 根据汉语的鼻腔功能评估常模提供动态的个别化计划。

本书中，鼻音测量与训练仪主要用于对鼻腔共鸣功能进行精准评估，并得出数据统计报告，为详细填写患者的嗓音功能评估表提供定量的数据，从而为矫治方案的制订提供依据。可进行鼻流量、鼻口共鸣比等参数的测量，评估患者鼻腔共鸣的情况。

产品技术指标要求：① 实时鼻音信号性能，即口腔、鼻腔谐波频率

① 李宁，张晓丹，黄昭鸣. 汉语鼻辅音共振峰的比较研究 [J]. 中国听力语言康复科学杂志，2009（5）：36–38.

误差在 –6% ~ 6% 的范围内。

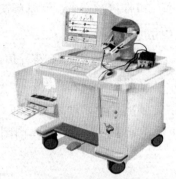

A. 鼻音测量与训练仪设备

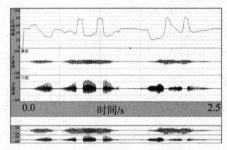

B. 鼻流量测量示意图

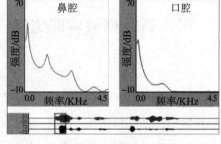

C. 鼻口共振峰训练示意图

图 1-3-4　鼻音测量与训练仪

视 频

言语重读
干预仪软件

四、言语重读干预仪

　　言语重读干预仪是根据重读治疗法的原理设计而成的综合性训练设备，旨在帮助患者在采用正确呼吸方式的前提下，获得良好的音调变化能力，实现流畅的言语和语言韵律，促进呼吸、发声和共鸣三大系统功能的协调。主要用于言语韵律障碍的诊断评估，并为患者提供言语韵律训练、言语重读干预。

　　言语重读干预仪可对言语、言语韵律信号进行实时检测处理，用于言语韵律障碍的功能评估与康复训练。包括：通过实时多维建模技术为言语、构音、语音、鼻音功能检测提供技术参数，用于言语韵律、构音、语音、鼻音障碍的康复训练。具体可开展：① 超音段音位（升调、降调、升降调）的康复训练；② 字、词、句、段重读的双屏交互式实时反馈训练；③ 采用重读治疗法（慢板、行板、快板）进行言语诱导及言语韵律训练。用于言语韵律障碍的诊断评估，为患者提供言语韵律训练、言语重读干预。

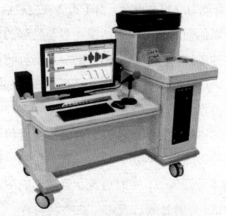

A. 言语重读干预仪设备

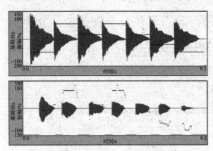

B. 样板音频的示范与模范

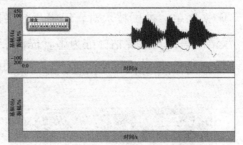

C. 行板重读模式示意图

图 1-3-5　言语重读干预仪训练页面

产品技术指标要求：① 实时言语信号性能，即谐波频率误差在 -4% ~ 4% 范围内，基频实时响应速率 ≤ 6 ms，FFT 实时响应速率 ≤ 48 ms，LPC 实时响应速率 ≤ 45 ms；② 语谱图实时分辨率在窄带（60 Hz）、中带（120 Hz）、宽带（240 Hz）时为 12.7 ms±4%。

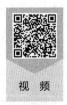

视频

言语障碍
矫治仪软件

五、言语障碍矫治仪

言语障碍矫治仪应用范围极为广泛，是融实时治疗与视听反馈技术为一体的言语矫治设备，为各类言语异常的矫治提供了有效的手段。它提供75个实时的，可以激发言语产生的声控卡通游戏，以及多个其他类卡通游戏，为建立综合发音能力奠定基础[1]。由于患者在发音后能立刻获得动画形式的视觉反馈，所以他们对这种形式活泼、参与性强的训练方法特别感兴趣，对于言语治疗师来说，这是个多用途的、功能独特的治疗工具。在患者玩游戏的同时，言语治疗师就能获得其特征曲线图和统计报告。这套设备具有实时录放的功能，可以有效地提高治疗效果。

言语障碍矫治仪通过对言语、构音、语音、鼻音信号进行实时检测处理，用于患者言语障碍的康复训练、疗效监控。包括：通过实时言语促进视听反馈技术，具体可开展 ① 实时声音、音调、响度、起音、清浊音的感知及发音教育；② 言语呼吸、发声、共鸣、构音、汉语语音功能的视听反馈训练；③ 言语呼吸、发声、共鸣障碍的促进治疗（常用39种）；④ 采用单一被试技术对言语康复效果进行动态评估及全程监控，并根据汉语的言语功能评估标准为患者提供个别化康复建议。为言语、构音、语音障碍的矫治提供相关信息，并提供相应的康复训练。

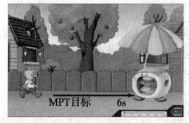
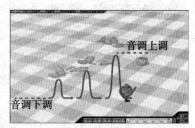

A. 言语呼吸功能的实时视听反馈训练示意图　　B. 言语发声功能的实时视听反馈训练示意图

图 1-3-6　言语障碍矫治仪训练页面

产品技术指标要求：① 实时言语信号性能，即谐波频率误差

---

① 司博宇，高栋，周林灿，等 . 基于声控游戏的儿童言语障碍康复系统设计 [J]. 现代教育技术，2013，23（5）：103-107.

在 −4% ~ 4% 范围内，基频实时响应速率 ≤ 6 ms，FFT 实时响应速率 ≤ 48 ms，LPC 实时响应速率 ≤ 45 ms；② 语谱图实时分辨率在窄带时为 12.7 ms±4%。

六、ICF 转换器

"ICF 转换器"基于 ICF 核心分类组合将言语功能测量评估的结果标准化，对言语嗓音、构音语音、儿童语言、成人语言、认知等模块的定量测量及评估结果进行标准化等级转换，与不同年龄、性别的常模进行比对，确定患者的言语、语言、认知功能损伤程度，并提供相关功能损伤的具体情况。如图 1-3-7、表 1-3-1 所示为 6 岁女童言语嗓音功能各项评估参数等级转换的原理。

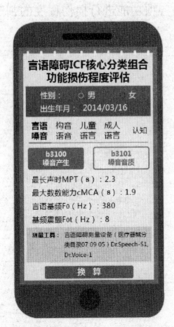

图 1-3-7 ICF 转换器

表 1-3-1　言语嗓音功能测量（定量）→ICF 功能损伤程度（定性）（6 岁，女）

领域	内容	测量参数	身体功能	无损伤	轻度损伤	中度损伤	重度损伤	完全损伤
				0	1	2	3	4
言语嗓音	呼吸	最长声时	b3100 嗓音产生	≥ 6.2	5.0 ~ 6.1	3.5 ~ 4.9	0.6 ~ 3.4	0.3 ~ 0.5
	发声	基频过高		272 ~ 326	327 ~ 373	374 ~ 432	433 ~ 540	541 ~ 550
		……				……		
	共鸣	基频微扰（Jitter）（粗糙声）	b3101 嗓音音质	≤ 0.5	0.5 ~ 0.6	0.6 ~ 0.7	0.7 ~ 0.9	0.9 ~ 1.0
		……				……		
4 岁女	4 岁男	5 岁女	5 岁男	6 岁女	6 岁男	7 岁女	7 岁男	8 岁女　……

　　本书中，ICF 转换器主要用于对言语嗓音功能损伤进行标准化等级转换，基于 ICF 核心分类组合 b3100 嗓音产生和 b3101 嗓音音质对患者的呼吸、发声、共鸣系统的各项功能进行损伤程度的判定，以及查看功能损伤的具体情况。

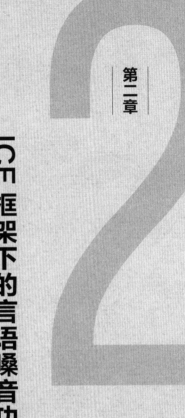

第二章

ICF 框架下的言语嗓音功能评估

评估是获取患者功能损伤情况的必要手段，通过言语嗓音功能评估，治疗师能对患者存在的功能异常、功能障碍损伤程度有所了解，且能够基于评估结果制订合理的治疗计划。《国际功能、残疾和健康分类》（简称 ICF）则提供了用于描述各类沟通障碍的标准化工具，书中第三章"发声和言语功能（Voice and speech functions）"的类目为言语嗓音功能评估该如何实施、从何处入手提供了指导和依据。本章主要介绍在 ICF 框架下如何进行言语嗓音功能评估。首先重点讲述言语嗓音功能精准评估的方法和技术，然后讲解如何将言语嗓音功能精准评估结果转换为 ICF 限定值并填写 ICF 言语嗓音功能评估表，最后介绍如何根据评估结果制订言语嗓音治疗计划。

言语嗓音功能的精准评估

言语是由呼吸系统、发声系统和共鸣系统协调运动而产生的。呼吸系统是言语产生的动力源，通过产生足够的声门下压，为言语提供呼吸支持；发声系统是言语产生的振动源，通过声带振动产生声波，形成不同的嗓音；共鸣系统为言语产生提供了良好的共鸣效果。鉴于呼吸、发声、共鸣系统之间相互协调的作用共同产生嗓音，其中任一系统出现功能障碍，必然会对嗓音产生影响，因此言语嗓音功能的精准评估应从这三大系统功能的评估入手。本节主要介绍在言语嗓音功能精准评估过程中所使用的方法和技术。首先简要介绍了如何收集患者基本信息；然后对言语嗓音功能精准评估中所涉及的呼吸功能、发声功能、喉功能、共鸣功能的测量参数及如何填写言语嗓音功能精准评估表进行了介绍。

一、患者基本信息

询问患者及家属，了解患者的病史、家族病史、康复史，并查阅患者的相关诊断材料来收集患者的基本信息；或通过与患者进行简单沟通会话，初步获得患者的能力情况，并填写患者基本信息表，如表 2-1-1 所示。

表 2-1-1　患者基本信息表示例

医院 / 康复机构 / 特殊教育学校 / 资源中心
患者基本信息

姓名：　李××　　　出生日期：　2012 年 3 月 10 日　　　性别：☑ 男 □ 女
检查者：　张××　　评估日期：　2018 年 9 月 12 日　　编号：　001
类型：□ 智障___ ☑ 听障___ □ 脑瘫___ □ 孤独症___ □ 发育迟缓_____
　　　□ 失语症_____ □ 神经性言语障碍（构音障碍）_____
　　　□ 言语失用症_____ □ 其他_____
主要交流方式：☑ 口语 □ 图片 □ 肢体动作 □ 基本无交流
听力状况：□ 正常 ☑ 异常　听力设备：☑ 人工耳蜗 □ 助听器 补偿效果：　最适
进食状况：　无明显异常。
言语、语言、认知状况：言语嗓音方面，异常停顿、存在高音调、硬起音、粗糙声的情况；言语构音方面，构音清晰度较差；语言方面，能掌握句子的理解；认知方面，各项功能基本发育正常。
口部触觉感知状况：口部触觉感知正常。

二、言语嗓音功能精准评估

言语嗓音功能精准评估包括呼吸功能精准评估、发声功能精准评估、喉功能精准评估、共鸣功能精准评估四个部分，对言语嗓音相关参数进行客观测量，辅以主观评价，由言语治疗师根据主客观评估结果填写表 2-1-2 所示的言语嗓音功能精准评估表。

表 2-1-2　言语嗓音功能精准评估表

1. 呼吸功能精准评估								
深吸气后，尽可能长地发 / α / 音，共测两次，取其中较大值即为最长声时（MPT）								
日期	第 1 次测 MPT	第 2 次测 MPT	MPT（取较大值）	MPT 状况（偏小 / 正常）	MPT 最小要求	相对年龄	实际年龄	是否腹式呼吸
日期	第 1 次测 cMCA	第 2 次测 cMCA	cMCA（取较大值）	cMCA 状况（偏小 / 正常）	cMCA 最小要求	相对年龄	实际年龄	呼吸和发声是否协调

续表

2. 发声功能精准评估						

标准测试：交谈时，询问"姓名及年龄"等。
备选测试：阅读（或跟读）时，阅读（或跟读）"妈妈爱宝宝，宝宝爱妈妈"。

日期	言语基频（F_0）	F_0 状况（偏小 / 正常 / 偏大）	F_0 标准差 F_0SD	F_0SD 状况（偏小 / 正常 / 偏大）	相对年龄	实际年龄	是否音调正常

3. 喉功能精准评估 （声学微扰测量、电声门图测量）			

日期	尽可能响地发 /æ/ 音，类似英文发音		听感评估
	嗓音基频（Vocal F_0）	基频标准差（Vocal F_0SD）	频段能量集中率（Ec）	是否嗓音滥用

日期				听感评估
	嗓音基频（Vocal F_0）	基频标准差（Vocal F_0SD）	频段能量集中率（Ec）	是否嗓音滥用
	基频微扰（Jitter）	幅度微扰（Shimmer）	声门噪声（NNE）	是否嗓音漏气
	粗糙声（R）	嘶哑声（G）	气息声（B）	是否嗓音粗糙
	基频震颤（F_0t）	幅度震颤（A_0T）		是否喉腔共鸣失调
	声带接触率（CQ）	声带接触幂（CI）	声门闭合程度	是否挤压喉咙
	接触率微扰（CQP）	声带接触幂微扰（CIP）	声带振动规律性	是否声带振动失调

4. 共鸣功能精准评估			

日期			听感评估
	询问发 /i/ 时是否存在后位聚焦，如"是"，进入测试	共振峰频率（$F_2/i/$）	共振峰幅度（$A_2/i/$）	是否后聚，程度是否严重

续表

4. 共鸣功能精准评估			
日期			听感评估
询问发 /u/ 时是否存在前位聚焦，如"是"，进入测试	共振峰频率（F$_2$/u/）	共振峰幅度（A$_2$/u/）	是否前聚，程度是否严重
	共振峰频率扰动（F$_2$f/i/）	共振峰幅度扰动（A$_2$f/i/）	是否刺耳，程度是否严重
发 /ɑ/ 时是否存在鼻腔共鸣，如"是"，进入测试	鼻流量（NL）	鼻口共鸣比（NOR）	是否亢进，程度是否严重
发 /m/ 时是否存在鼻腔共鸣不足，如"是"，进入测试	鼻流量（NL）	鼻口共鸣比（NOR）	是否低下，程度是否严重

（一）呼吸功能评估

1. 最长声时的测量

最长声时（Maximum Phonation Time，MPT）是指深吸气后，持续发元音 /ɑ/（或其他）的最长时间，单位是秒（s）。[①] 它主要反映言语呼吸支持能力，是衡量言语呼吸能力的最佳指标之一。[②] 高于正常同龄同性别者数值或在正常范围内，表示言语呼吸支持能力良好；低于正常同龄同性别者数值，表示言语呼吸支持能力不良。

---

① 黄昭鸣，孙韡郡，刘巧云，等 . 言语呼吸障碍评估的原理及方法 [J]. 中国听力语言康复科学杂志，2011（1）: 65–67.

② HIRANO M, KOIKE Y, VON L H. Maximum phonation time and air usage during Phonation[J]. Folia Phoniatrica Et Logopaedica, 1968, 20（4）: 185–201.

表 2-1-3 最长声时测量的填表示例（6 岁，女）

日期	第 1 次测 MPT	第 2 次测 MPT	MPT（取较大值）	MPT 状况（偏小/正常）	MPT 最小要求	相对年龄	实际年龄	是否腹式呼吸
2018 年 9 月 2 日	3.2s	3.4s	3.4s	偏小	6.2s	4 岁	6 岁	是

2. 最大数数能力的测量

最大数数能力（continuous Maximum Counting Ability，cMCA）是指深吸气后，持续、旋转地发 1 或 5 的最长时间，单位是秒（s）。它主要反映呼气和发声之间的协调性、言语呼吸控制能力，是衡量呼吸和发声协调能力的最佳指标之一。[①] 高于正常同龄同性别者数值或在正常范围内，表示呼吸和发声协调能力良好；低于正常同龄同性别者数值，表示呼吸和发声协调能力不良。

表 2-1-4 最大数数能力测量的填表示例（6 岁，女）

日期	第 1 次测 cMCA	第 2 次测 cMCA	cMCA（取较大值）	cMCA 状况（偏小/正常）	cMCA 最小要求	相对年龄	实际年龄	呼吸和发声是否协调
2018 年 9 月 2 日	2.2s	2.6s	2.6s	偏小	5.7s	4 岁	6 岁	否

（二）发声功能评估

1. 言语基频和言语基频标准差的测量

言语基频（F_0）是指言语时声带振动的频率（一秒钟内声带振动的次数），单位是赫兹（Hz）。[②] 它主要反映言语时习惯基频或习惯音调水平是

[①] 万勤，胡金秀，张青，等 . 7～15 岁痉挛型脑瘫儿童与健康儿童言语呼吸特征的比较 [J]. 中华物理医学与康复杂志，2013（7）：542-546.

[②] KIM HA-KYUNG，赵风云，刘晓明，等 . 正常青年人不同语料测试基频的研究 [J]. 听力学及言语疾病杂志，2015（6）：575-577.

否正常，是衡量言语发声能力的最佳指标之一。[1] 一般来说，正常男性的言语基频在 130 Hz 左右，正常女性的基频在 230 Hz 左右，正常儿童的基频在 330 Hz 左右。数值在正常范围内，表示言语时声带振动频率的支持能力良好；高于正常同龄同性别者数值的上限值，表示存在音调过高的问题；低于正常同龄同性别者数值的下限值，表示存在音调过低的问题。言语基频标准差（F_0SD）是指言语基频偏差程度的测定值，反映言语基频平均值的波动范围，单位也是赫兹（Hz）。一般来说，正常值介于 20～35 Hz 之间。

表 2-1-5　言语基频与言语基频标准差测量的填表示例（9 岁，男）

日期	言语基频 F_0	F_0 状况（偏低/正常/偏高）	F_0 标准差 F_0SD	F_0SD 状况（偏小/正常/偏大）	相对年龄	实际年龄	音调是否正常
2017 年 1 月 9 日	330 Hz	偏高	40 Hz	偏大	7 岁	9 岁	高音调

临床上，常用言语基频和言语基频标准差来判断个体的习惯基频或习惯音调正常与否，包含基频水平和基频偏差程度两个方面。

2. 嗓音基频和嗓音基频标准差的测量

嗓音基频（Vocal F_0）是指以稳定的嗓音进行发声时（持续元音 /æ/，或其他）声带振动的频率（一秒钟内声带振动的次数），单位是赫兹（Hz）。它主要反映产生嗓音时声带振动周期性变化的能力。[2] 嗓音基频标准差（Vocal F_0SD）是指以稳定的嗓音进行发声时的嗓音基频偏差程度的测定值，单位也是赫兹（Hz）。它主要反映嗓音基频平均值的波动范围。一般来说，正常值小于 3 Hz。

3. 基频微扰、幅度微扰、声门噪声（粗糙声、气息声、嘶哑声）的测量

基频微扰（Jitter）是指以稳定的嗓音进行发声时，声波频率的变化率，用于度量一个周期与它相邻的前几个周期，或者后几个周期的基频

① 万勤.言语科学基础 [M].上海：华东师范大学出版社，2016：154–156.
② 黄昭鸣，朱群怡，卢红云.言语治疗学 [M].上海：华东师范大学出版社，2017：152–153.

差异量，单位是 %。它主要反映粗糙声（Rough）程度，其次是嘶哑声（Hoarse）程度，是衡量与振动源相关的嗓音质量的最佳指标之一。[①] 一般来说，正常值小于 0.5%。

声门噪声（NNE）是指嗓音产生过程中由于声门闭合不全导致漏气的扰动噪声能量，单位是分贝（dB）。它主要反映气息声（Breathy）程度，其次反映嘶哑声（Hoarse）程度，也是衡量与振动源相关的嗓音质量的最佳指标之一。[②] 一般来说，正常值小于 –10 dB。

幅度微扰（Shimmer）是指以稳定的嗓音进行发声时声波振幅的变化率，用于度量一个周期与它相邻的前几个周期，或者后几个周期的幅度差异量，单位是 %。它主要反映嘶哑声（Hoarse）程度。[③] 一般来说，正常值小于 3%。声波幅度可通过测量声波的峰—峰值来获得。

4. 基频震颤和幅度震颤（喉腔共鸣失调）的测量

从嗓音基频信号中可获得 1 ~ 15 Hz 的周期性基频调制信号，如基频震颤（F_0 Tremor），单位是赫兹（Hz）。同样从嗓音幅度信号中可获得 1 ~ 15 Hz 的周期性幅度调制信号，如幅度震颤（Amp Tremor）。[④] 它们主要反映由于喉部神经源性障碍导致的喉腔共鸣失调程度，主要是对神经性嗓音障碍的患者进行测量，是衡量与喉腔共鸣相关嗓音质量的最佳指标之一。嗓音信号基频、幅度的周期性调制特征是声带神经源性运动（或喉部神经源性肿瘤）和空气动力学相互作用的结果。

基频震颤主要反映喉腔的腔体在基频水平无规律震颤的程度（基频不规律引发）。一般来说，正常值介于 3 ~ 6 Hz。幅度震颤主要反映喉腔的腔体在幅度水平无规律震颤的程度（由幅度不规律引发）。

① MARTIN D, FITCH J, WOLFE V. Pathologic voice type and the acoustic prediction of severity[J]. Journal of Speech Language and Hearing Research, 1995, 38（4）: 765.

② MILOVANOVIC J , JOTIC A , DJUKIC V , et al. Oncological and functional outcome after surgical treatment of early glottic carcinoma without anterior commissure involvement[J]. BioMed Research International, 2014: 1-7.

③ DEAL R E, EMANUEL F W. Some waveform and spectral features of vowel roughness[J]. J Speech Hear Res, 1978, 21（2）: 250-264.

④ 黄昭鸣，朱群怡，卢红云 . 言语治疗学 [M]. 上海: 华东师范大学出版社，2017: 155-158.

5. 频段能量集中率的测量

频段能量集中率（Ec）是指嗓音信号的特定谐波能量与总谐波能量的比率，单位是%。它主要反映声带振动时谐波能量衰减状况（正常值是－6 dB/倍频），同样描述了嗓音信号在低频区域和高频区域的能量差异，是衡量嗓音功能亢进或低下的最佳指标之一。这个特定频段可以是低频区、中频区、中高频区，高频区。在汉语体系中，韵母能量主要集中在低频区和中低频区。

表 2-1-6 声学微扰测量的填表示例（11 岁，女）

日期	尽可能响地发 /æ/ 音，类似英文发音			听感评估
2017 年 8 月 3 日	嗓音基频（Vocal F_0）	基频标准差（Vocal F_0SD）	频段能量集中率（Ec）	是否嗓音滥用
	163.30 Hz	1.99 Hz	44.3%	否
	基频微扰（Jitter）	幅度微扰（Shimmer）	声门噪声（NNE）	是否嗓音漏气
	0.23%	3.02%	－6.43 dB	是
	粗糙声（R）	嘶哑声（G）	气息声（B）	是否嗓音粗糙
	0	1	3	是
	基频震颤（F_0t）	幅度震颤（A_0T）		是否喉腔共鸣失调
	10 Hz	9 Hz		是

6. 声带接触率和声带接触率微扰（声门关闭程度）的测量

声带接触率（Contact Quotient，CQ）是指声带振动过程中（持续元音 /æ/ 或其他）声门的接触程度，单位是%。它主要反映双侧声带的闭合程度，体现声带水平面上的开、闭过程。[①] 一般来说，正常值介于 50%～70% 之间。在正常范围内，表示以稳定的嗓音进行发声时声带闭合能力良好；高于正常数值，表示存在声门闭合过度，可能存在硬起音；低于正常数值，表示存在声门闭合不全，结合声门噪声正常数值可判断气息

① KANKARE E, LAUKKANEN A M, IRMA ILOMÄKI, et al. Electroglottographic contact quotient in different phonation types using different amplitude threshold levels[J]. Logopedics Phoniatrics Vocology, 2012, 37（3）: 127–132.

声的严重程度。无论男女，随着频率的增加，声带的拉长，双侧声带接触面积减小，闭合度降低，CQ 下降。CQ 还可以描述声能的有效率，当声带接触时，声能通过嘴唇传给听众。当声带分开时，声能的一部分通过下声门传到肺部，这一部分能量被吸收而没有传给听众。就声带振动的某一周期而言，增加声带接触时间，将提高声能传输的有效率。

声带接触率微扰（Contact Quotient Pertubation，CQP）是指相邻周期间 CQ 的变化，单位是 %。它主要反映声带振动的规律性。一般来说，正常值小于 3%。

7. 声带接触幂和声带接触幂微扰（声带对称程度）的测量

声带接触幂（Contact Index，CI）是指声带振动过程中（持续元音 /æ/ 或其他）声门渐闭相和渐开相的对称程度，单位是 %。它主要反映声带对称程度，体现声带垂直面上的开、闭相位差，对声带麻痹非常敏感。

声带接触幂微扰（Contact Index Pertubation，CIP）是指相邻周期间 CI 的变化，单位是 %。它主要反映声带振动的规律性。

表 2-1-7　电声门图测量的填表示例（25 岁，男）

日期	尽可能响地发 /æ/ 音，类似英文发音			听感评估
2018 年 5 月 6 日	声带接触率（CQ）	声带接触幂（CI）	声门闭合程度	是否挤压喉咙
	21.21%	−0.29%	中度闭合不全	否
	声带接触率微扰（CQP）	声带接触幂微扰（CIP）	声带振动规律性	是否声带振动失调
	1.15%	11.85%	正常	否

（三）共鸣功能评估

1. 共振峰频率（后位聚焦、前位聚焦）的测量

咽腔共振形成第一共振峰，口腔共振形成第二共振峰。[1] 共振腔较大

---

[1] BENNETT S . Vowel formant frequency characteristics of preadolescent males and females.[J]. Journal of the Acoustical Society of America, 1981, 69（1）: 231.

则共振峰频率较小。第二共振峰频率反映口腔的形状和大小，与舌的水平位置有关，通过测量第二共振峰可以判断患者是否存在前位或后位聚焦。主要揭示舌的前后运动的程度。[①]

舌向后运动时，咽腔体积减小，口腔体积增大，F_2 减少，主要通过测量 /u/ 的 F_2 是否增大来判定前位聚焦。[②]

舌向前运动时，咽腔体积增大，口腔体积减小，F_2 增加，主要通过测量 /i/ 的 F_2 是否减小来判定后位聚焦。[③]

如果 /u/ 的 F_2 低于正常同龄同性别者数值或在正常范围内，表示舌向后运动能力良好；高于正常同龄同性别者数值，表示存在前位聚焦。

如果 /i/ 的 F_2 高于正常同龄同性别者数值或在正常范围内，表示舌向前运动能力良好；低于正常同龄同性别者数值，表示存在后位聚焦。

2. 共振峰频率扰动（口腔共鸣失调）的测量

从言语中可获得周期性的第二共振峰频率扰动信号，如共振峰频率扰动（F_2 flutter），单位是赫兹（Hz）。同样从言语中可获得周期性的第二共振峰幅度扰动信号，如共振峰幅度扰动（A_2 flutter）。它们主要反映由于口腔障碍导致的口腔共鸣失调程度，是衡量与口腔共鸣相关言语质量的最佳指标之一。言语信号第二共振峰的周期性扰动特征是神经源性运动和空气动力学相互作用的结果。

共振峰频率扰动用于度量一个周期与它相邻的前几个周期，或者后几个周期的共振峰频率差异量，反映口腔的腔体无规律扰动的程度，主要用于神经性言语障碍的测量。痉挛型神经性言语障碍的严重程度越高，共振峰频率扰动 F_2 f 的数值越大；弛缓型神经性言语障碍的严重程度越高，共振峰频率扰动 F_2 f 的数值越小。

---

① 杜晓新，王蕾，卢红云，等. 共鸣障碍评估的原理与方法 [J]. 中国听力语言康复科学杂志，2011（3）: 66–69.
② 张颖文，肖永涛，郑惠萍. 痉挛型脑瘫儿童与正常儿童口腔共鸣特征比较 [J]. 听力学及言语疾病杂志，2016，24（4）: 327–329.
③ 万勤，努尔署瓦克，邵国郡，等. 学龄唐氏综合征患儿与正常儿童口腔共鸣声学特征比较 [J]. 听力学及言语疾病杂志，2013（5）: 469–473.

表 2-1-8 共振峰和共振峰频率扰动测量的填表示例（6 岁，男）

日期	以轻松自然的状态发 /i/ 或 /u/			听感评估
2018 年 7 月 4 日	询问发 /i/ 时是否存在后位聚焦，如"是"，进入测试	共振峰频率（F₂/i/）	共振峰幅度（A₂/i/）	是否后聚，程度是否严重
		2 900 Hz		是，否
	询问发 /u/ 时是否存在前位聚焦，如"是"，进入测试	共振峰频率（F₂/u/）	共振峰幅度（A₂/u/）	是否前聚，程度是否严重
		共振峰频率扰动（F₂ f/i/）	共振峰幅度扰动（A₂ f/i/）	是否刺耳，程度是否严重

3. 鼻流量的测量

鼻流量检测是一种无损伤的检测鼻音共鸣异常的方法。鼻流量（NL）是指言语时鼻腔声压级 N 和输出声压级（口腔声压级 O 和鼻腔声压级 N 之和）的比值，单位是 %。它主要反映言语时的鼻音能量，可以判断是否存在鼻音功能亢进或低下。[①] 如果在功能亢进语料测试下的鼻流量超过同龄同性别者正常范围的上限，表示存在鼻音功能亢进；如果功能低下语料测试下的鼻流量没有达到同龄同性别者正常范围的下限，表示存在鼻音功能低下。

4. 鼻口共鸣比（鼻腔共鸣效益）的测量

嗓音经过声道时，由于声道的形状和大小不同会对某些频率成分进行加强，由这些被加强的频率所组成的包络就称为共振峰。其中，嗓音经过咽腔和鼻腔的共鸣作用形成了鼻腔共振峰；经过咽腔和口腔的共鸣作用形成了口腔共振峰。分别观察口、鼻两个通道共振峰的值，可以更加深入地观察鼻腔共鸣功能，更精确地诊断出鼻腔共鸣异常的类型，从而进行有针对性的治疗。

[①] 魏霜，黄昭鸣，杜晓新，等. 18 ~ 40 岁成人鼻流量参考标准的研究 [J]. 中国听力语言康复科学杂志，2009（2）：38-42.

表2-1-9　鼻流量和鼻口共鸣比测量的填表示例（6岁，男，鼻音功能亢进）

日期	若存在鼻腔共鸣亢进，则采用语料"我和爸爸吃西瓜"进行测量； 若存在鼻腔共鸣不足，则采用语料"妈妈你忙吗"进行测量			听感评估
2018年 5月11日	发 /ɑ/ 时是否存在鼻腔共鸣，如"是"，进入测试	鼻流量（NL）	鼻口共鸣比（NOR）	是否亢进，程度是否严重
		56.32 Hz		是，是
	发 /m/ 时是否存在鼻腔共鸣不足，如"是"，进入测试	鼻流量（NL）	鼻口共鸣比（NOR）	是否低下，程度是否严重

鼻部共振峰和口部共振峰可以作为鉴别言语时鼻音、非鼻音能量的参数。

鼻口共鸣比（NOR）是指言语时鼻腔第一共振峰频率与口腔第一共振峰频率的比值，单位是%。它主要反映鼻腔共鸣效益，通过分析声波经过咽腔后的分配情况，从而判断鼻音功能亢进或低下的程度，即鼻腔共鸣效益的情况。如果在功能亢进语料测试下的鼻口共鸣比超过同龄同性别者正常范围的上限，表示存在一定程度的鼻音功能亢进；如果功能低下语料测试下的鼻口共鸣比没有达到同龄同性别者正常范围的下限，表示存在一定程度的鼻音功能低下。

表2-1-10　鼻流量和鼻口共鸣比测量的填表示例（5岁，女，鼻音功能低下）

日期	若存在鼻腔共鸣亢进，则采用语料"我和爸爸吃西瓜"进行测量； 若存在鼻腔共鸣不足，则采用语料"妈妈你忙吗"进行测量			听感评估
2018年 6月7日	发 /ɑ/ 时是否存在鼻腔共鸣，如"是"，进入测试	鼻流量（NL）	鼻口共鸣比（NOR）	是否亢进，程度是否严重
	发 /m/ 时是否存在鼻腔共鸣不足，如"是"，进入测试	鼻流量（NL）	鼻口共鸣比（NOR）	是否低下，程度是否严重
		20.88 Hz		是，是

ICF 言语嗓音功能评估表

　　言语嗓音功能的精准评估为治疗师提供了患者功能障碍的客观数据，但是对呼吸、发声、共鸣系统功能的评价仅从定量的客观数据进行衡量，难以给予患者和其他临床康复工作者非常准确、易懂的功能损伤情况的描述，而《国际功能、残疾和健康分类》（简称 ICF）中对嗓音功能的描述则为言语嗓音功能精准评估结果提供了一个跨领域、专业，亦可理解的通用语言和标准。本节主要讲解如何将言语嗓音功能精准评估结果转换为 ICF 限定值，并根据 ICF 言语嗓音功能损伤等级完整地填写 ICF 言语嗓音功能评估表。

一、ICF 言语嗓音功能评估报告表

　　ICF 框架下的言语嗓音功能评估主要是对患者的言语嗓音功能进行全面而细致的评估，帮助康复师、特教老师和家长全面了解患者的言语嗓音功能情况，确定患者言语嗓音障碍的类型及程度，为后续的构音治疗提供训练起点。主要包括嗓音产生功能评估和嗓音音质功能评估。通过嗓音产生评估得到最长声时（MPT）、最大数数能力（cMCA）、言语基频（F_0）、基频震颤（F_0t）、频段能量集中率（Ec）、声带接触率（CQ）、接触率微扰（CQP）七个指标的结果；通过嗓音音质功能评估得到基频微扰（Jitter）、声门噪声（NNE）、幅度微扰（Shimmer）、共振峰频率（$F_2/i/$）、共振峰频率（$F_2/u/$）、共振峰频率扰动（F_2f）、鼻流量（NL）、鼻口共鸣比（NOR）八个指标的结果。

表 2-2-1　ICF 言语嗓音功能评估报告表

身体功能，即人体系统的生理功能损伤程度			无损伤	轻度损伤	中度损伤	重度损伤	完全损伤	未特指	不适用
			0	1	2	3	4	8	9
b3100	嗓音产生（Production of voice）	最长声时（MPT）	☐	☐	☐	☐	☐	☐	☐
		最大数数能力（cMCA）	☐	☐	☐	☐	☐	☐	☐
		言语基频（F_0）	☐	☐	☐	☐	☐	☐	☐
		基频震颤（F_0t）	☐	☐	☐	☐	☐	☐	☐
		频段能量集中率（Ec）	☐	☐	☐	☐	☐	☐	☐
		声带接触率（CQ）	☐	☐	☐	☐	☐	☐	☐
		接触率微扰（CQP）	☐	☐	☐	☐	☐	☐	☐
通过喉及其周围肌肉与呼吸系统配合产生声音的功能 功能受损时表现为发声功能、音调、响度功能；失声、震颤、发声困难									
信息来源：☒ 病史　☐ 问卷调查　☒ 临床检查　☐ 医技检查									
问题描述： 进一步描述：									
身体功能，即人体系统的生理功能损伤程度			无损伤	轻度损伤	中度损伤	重度损伤	完全损伤	未特指	不适用
			0	1	2	3	4	8	9
b3101	嗓音音质（Quality of voice）	基频微扰（Jitter）（粗糙声）	☐	☐	☐	☐	☐	☐	☐
		声门噪声（NNE）（气息声）	☐	☐	☐	☐	☐	☐	☐
		幅度微扰（Shimmer）（嘶哑声）	☐	☐	☐	☐	☐	☐	☐
		共振峰频率（F_2/i/）（后位聚焦）	☐	☐	☐	☐	☐	☐	☐
		共振峰频率（F_2/u/）（前位聚焦）	☐	☐	☐	☐	☐	☐	☐
		共振峰频率扰动（F_2f）	☐	☐	☐	☐	☐	☐	☐
		鼻流量（NL）	☐	☐	☐	☐	☐	☐	☐
		鼻口共鸣比（NOR）	☐	☐	☐	☐	☐	☐	☐

续表

身体功能，即人体系统的生理功能损伤程度	无损伤	轻度损伤	中度损伤	重度损伤	完全损伤	未特指	不适用
	0	1	2	3	4	8	9
产生嗓音特征的功能，包括谐波特征，共鸣和其他特征 功能受损时表现为谐波高、低功能；鼻音功能亢进和鼻音功能低下、发声困难、声带紧张、嘶哑声或粗糙声、气息声等障碍							
信息来源：☒ 病史　□ 问卷调查　☒ 临床检查　□ 医技检查							
问题描述： 进一步描述：							

二、ICF 言语嗓音功能评估报告表示例

言语嗓音功能精准评估的三个部分（呼吸功能评估、发声功能评估、共鸣功能评估）完成之后，我们要将评估结果填到对应的 ICF 言语嗓音功能评估表中（以 6 岁听障患儿，男，李 ×× 为例）。

表 2-2-2　ICF 言语嗓音功能评估报告表填表示例

身体功能，即人体系统的生理功能损伤程度			无损伤	轻度损伤	中度损伤	重度损伤	完全损伤	未特指	不适用
			0	1	2	3	4	8	9
b3100	嗓音产生（Production of voice）	最长声时（MPT）	□	□	☒	□	□	□	□
		最大数数能力（cMCA）	□	□	☒	□	□	□	□
		言语基频（F_0）	□	□	☒	□	□	□	□
		基频震颤（F_0t）	☒	□	□	□	□	□	□
		频段能量集中率(Ec)	☒	□	□	□	□	□	□
		声带接触率（CQ）	□	☒	□	□	□	□	□
		接触率微扰（CQP）	☒	□	□	□	□	□	□
通过喉及其周围肌肉与呼吸系统配合产生声音的功能 功能受损时表现为发声功能、音调、响度功能；失声、震颤、发声困难									
信息来源：☒ 病史　□ 问卷调查　☒ 临床检查　□ 医技检查									

身体功能，即人体系统的生理功能损伤程度	无损伤	轻度损伤	中度损伤	重度损伤	完全损伤	未特指	不适用
	0	1	2	3	4	8	9

问题描述：

1. 持续稳定的发声时间为 5.1s↓，相对年龄 5 岁

呼吸支持能力、呼吸与发声协调能力存在中度损伤。

2. 持续、旋转地发 1 或 5 的最长时间为 4.4s↓，相对年龄 5 岁

呼吸与发声协调能力、言语呼吸控制能力存在中度损伤。

3. 声带振动为 448 次 /s↑，相对年龄 4 岁

音调及音调控制能力存在中度损伤。

4. 声带接触率为 75%↑

声门轻度闭合过度，嗓音音质存在轻度损伤及轻度硬起音。

5. 接触率微扰为 3.5%↑

声门闭合轻度不规律，声带存在轻度的振动失调。

进一步描述：

一、呼吸功能

1. 呼吸支持能力方面建议进行如下治疗

（1）实时反馈治疗，选择如声时实时反馈训练、起音实时反馈训练等治疗方法。

（2）传统治疗，选择如呼吸放松训练、发声放松训练、数数法、嗯哼法、快速用力呼气法、缓慢平稳呼气法、逐字增加句长法等治疗方法。

2. 呼吸与发声协调能力方面建议进行如下治疗

（1）实时反馈治疗，选择如声时实时反馈训练、音调实时反馈训练、词语拓展实时反馈训练等治疗方法。

（2）传统治疗，选择如呼吸放松训练、发声放松训练、唱音法、转音法等治疗方法。

二、发声功能

1. 高音调问题建议进行如下治疗

（1）实时反馈治疗，选择如音调实时反馈（控制）训练、词语拓展实时反馈训练等治疗方法。

（2）传统治疗，选择如发声放松训练、乐调匹配法、音调梯度法训练（降调）、吟唱法等治疗方法。

2. 声门闭合过度障碍建议进行如下治疗

（1）实时反馈治疗，选择如音调实时反馈训练、清浊音实时反馈训练、声带接触率反馈训练、词语拓展实时反馈训练等治疗方法。

（2）传统治疗，选择如发声放松训练、喉部按摩法等治疗方法。

3. 声门闭合不规律障碍建议进行如下治疗

（1）实时反馈治疗，选择如音调实时反馈训练、清浊音实时反馈训练、声带接触率反馈训练、词语拓展实时反馈训练等治疗方法。

（2）传统治疗，选择如发声放松训练、喉部按摩法、气泡式发音法、半吞咽法等治疗方法。

续表

身体功能，即人体系统的生理功能损伤程度			无损伤	轻度损伤	中度损伤	重度损伤	完全损伤	未特指	不适用
			0	1	2	3	4	8	9
b3101	嗓音音质（Quality of voice）	基频微扰（Jitter）（粗糙声）	☐	☒	☐	☐	☐	☐	☐
		声门噪声（NNE）（气息声）	☒	☐	☐	☐	☐	☐	☐
		幅度微扰（Shimmer）（嘶哑声）	☒	☐	☐	☐	☐	☐	☐
		共振峰频率（F_2/i/）（后位聚焦）	☒	☐	☐	☐	☐	☐	☐
		共振峰频率（F_2/u/）（前位聚焦）	☒	☐	☐	☐	☐	☐	☐
		共振峰频率扰动（F_2f）	☒	☐	☐	☐	☐	☐	☐
		鼻流量（NL）	☒	☐	☐	☐	☐	☐	☐
		鼻口共鸣比（NOR）	☒	☐	☐	☐	☐	☐	☐

产生嗓音特征的功能，包括谐波特征，共鸣和其他特征
功能受损时表现为谐波高、低功能；鼻音功能亢进和鼻音功能低下、发声困难、声带紧张、嘶哑声或粗糙声、气息声等障碍

信息来源：☒ 病史 ☐ 问卷调查 ☒ 临床检查 ☐ 医技检查

问题描述：
    基频微扰为 0.58% ↑
    嗓音音质存在轻度损伤，存在轻度的粗糙声或嘶哑声。

进一步描述：
发声功能
    粗糙声问题建议进行如下治疗
    （1）实时反馈治疗，选择如音调实时反馈训练、响度实时反馈训练、嗓音 Jitter 反馈训练、嗓音 Shimmer 反馈训练等治疗方法。
    （2）传统治疗，选择如发声放松训练、音调梯度训练法、响度梯度训练法、吟唱法等治疗方法。

PART 3

言语嗓音治疗计划制订

评估为治疗服务，在临床嗓音治疗的过程中，根据评估结果制订相应的言语嗓音治疗计划尤为重要。治疗师可根据治疗计划实施治疗，并在定期进行阶段评估后及时调整治疗计划，规范临床嗓音治疗的操作，切合每一位患者，提高治疗效果。本节主要讲解如何根据言语嗓音功能精准评估结果与 ICF 言语嗓音功能评估结果制订言语嗓音治疗计划。

首先根据患者存在功能损伤的类目选择本阶段计划进行的治疗任务，随后可依患者能力和治疗需求勾选相对应的治疗项目和方法。此外，治疗计划的制订还需确定治疗计划实施的人员和本阶段的治疗目标，建议采用 ICF 限定值来设定目标。

表 2-3-1 ICF 言语嗓音治疗计划表

治疗任务 （15项）	治疗方法 （实时反馈治疗：S10+V4项） （传统治疗：R12+P15+R10项）	康复医师	护士	言语治疗师	特教教师	初始值	目标值	最终值
言语嗓音功能								
b3100 嗓音产生	A1 最长声时 （MPT）	实时反馈治疗 ☐ 情绪唤醒、发声诱导 ☐ 声音感知实时反馈训练 ☐ 声时实时反馈训练							
	A2 最大数数能力 （cMCA）	☐ 音调实时反馈训练 ☐ 响度实时反馈训练 ☐ 起音实时反馈训练							
	A3 频段能量 集中率（Ec）	☐ 清浊音实时反馈训练 ☐ 共振峰实时反馈训练 ☐ 电声门图信号 CQ 反馈训练 ☐ 词语拓展实时反馈训练							

续表

治疗任务 （15项）		治疗方法 （实时反馈治疗：S10+V4 项） （传统治疗：R12+P15+R10 项）	康复医师	护士	言语治疗师	特教教师	初始值	目标值	最终值
b3100 嗓音 产生	A4 声带接触率 （CQ）	**放松训练** □ 呼吸、发声放松训练 □ 哈欠－叹息法 **呼吸方式异常** □ 生理腹式呼吸训练 □ 拟声法							
	A5 接触率微扰 （CQP）	□ 数数法 □ 嗯哼法 **呼吸支持不足** □ 快速用力呼气法 □ 缓慢平稳呼气法 □ 逐字增加句长法 **呼吸与发声不协调** □ 唱音法 □ 啭音法 □ 气息式发音法 □ 甩臂后推法 **音质异常** □ 喉部按摩法 □ 咀嚼法 □ 哼鸣法 □ 气泡式发音法 □ 半吞咽法 □ 吸入式发音法 □ 吟唱法							
	A6 言语基频（F_0）	**实时反馈治疗** □ 情绪唤醒、发声诱导 □ 声音感知实时反馈训练 □ 音调实时反馈训练 □ 响度实时反馈训练 □ 喉腔共鸣实时反馈训练 □ 词语拓展实时反馈训练							
	A7 基频震颤 （F_0t）	**放松训练** □ 发声放松训练 □ 哈欠－叹息法 □ 张嘴法 **音调异常** □ 手指按压法 □ 啭音法 □ 乐调匹配法							

续表

治疗任务 （15项）		治疗方法 （实时反馈治疗：S10+V4项） （传统治疗：R12+P15+R10项）	康复医师	护士	言语治疗师	特教教师	初始值	目标值	最终值
b3100 嗓音 产生	A7 基频震颤 （F₀t）	☐ 音调梯度训练法 **响度异常** ☐ 用力搬椅法 ☐ 掩蔽法 ☐ 碰撞法 ☐ 响度梯度训练法 **音质异常** ☐ 喉部按摩法 ☐ 吟唱法							
b3101 嗓音 音质	A8 基频微扰 （Jitter） （粗糙声）	**实时反馈治疗** ☐ 情绪唤醒、发声诱导 ☐ 音调实时反馈训练 ☐ 响度实时反馈训练							
	A9 声门噪声 （NNE） （气息声）	☐ 清浊音实时反馈训练 ☐ 嗓音 Jitter 反馈训练 ☐ 嗓音 NNE 反馈训练 ☐ 嗓音 Shimmer 反馈训练 **放松训练** ☐ 发声放松训练 ☐ 哈欠－叹息法 ☐ 张嘴法 **音调异常** ☐ 手指按压法 ☐ 音调梯度训练法 **响度异常**							
	A10 幅度微扰 （Shimmer） （嘶哑声）	☐ 用力搬椅法 ☐ 响度梯度训练法 ☐ 甩臂后推法 **音质异常** ☐ 喉部按摩法 ☐ 咀嚼法 ☐ 哼鸣法 ☐ 气泡式发音法 ☐ 半吞咽法 ☐ 吸入式发音法 ☐ 吟唱法							

续表

治疗任务 （15项）		治疗方法 （实时反馈治疗：S10+V4 项） （传统治疗：R12+P15+R10 项）	康复医师	护士	言语治疗师	特教教师	初始值	目标值	最终值
b3101 嗓音 音质	A11 共振峰频率 （F$_2$/i/） （后位聚焦）	**实时反馈治疗** □ 情绪唤醒、发声诱导 □ 共振峰实时反馈训练 □ 舌域图实时反馈训练							
	A12 共振峰频率 （F$_2$/u/） （前位聚焦）	□ 音调实时反馈训练 □ 响度实时反馈训练 □ 鼻流量 NL 实时反馈训练 □ 口鼻腔 LPC 实时反馈训练 **放松训练** □ 发声、共鸣放松训练							
	A13 共振峰 频率扰动 （F$_2$f）	**口腔共鸣异常** □ 后位音法 □ 前位音法 □ 伸舌法							
	A14 鼻流量 （NL）	**鼻腔共鸣异常** □ 口腔共鸣法 □ 鼻腔共鸣法							
	A15 鼻口共鸣比 （NOR）	**共鸣音质异常** □ 鼻音 / 边音刺激法 □ U 声道法 □ 头腔共鸣法 □ 胸腔共鸣法							

第三章

ICF 框架下的言语嗓音治疗及效果监控

正常嗓音产生时，需要瞬间吸入大量的气体后维持平稳的呼气，以维持足够的声门下压，进而使声带能够产生振动，振动产生的声能脉冲信号通过声道时，由声道中各器官构成的共鸣腔进行修饰，最后传播到空气中形成声波。在进行嗓音治疗时，需考虑到嗓音产生的过程，这个过程中任一环节的功能障碍均有可能产生异常嗓音，如出现气息声、嘶哑声、共鸣音质异常等。本章主要围绕在 ICF 框架下如何进行言语嗓音治疗以及如何实施效果监控展开。首先着重讲解如何进行言语嗓音功能的实时监控；然后详述了言语嗓音治疗的方法和技术，包括传统治疗方法和现代化实时反馈治疗技术；再讲述如何开展言语嗓音治疗的短期目标监控和填写短期目标监控表，并以案例的形式阐述短期目标监控的临床意义；最后介绍 ICF 言语嗓音疗效评价的进行。

言语嗓音治疗及实时监控

　　嗓音治疗的方法中最常用也最著名的方法便是促进治疗法，可根据呼吸、发声、共鸣功能分为三大类，每一类均包含十种以上的针对性治疗方法，治疗师可根据患者嗓音功能的受损情况选择对应的方法，结合现代化嗓音治疗技术实施治疗。实时监控是对患者每次治疗的效果进行监控，能帮助治疗师及患者更明确地了解每次治疗后的进步，并从客观数据上得到疗效的反馈。因此，在进行言语嗓音治疗的同时，需进行各言语嗓音功能指标的实时监控，实时监控结果也能为治疗师及时调整下一次的治疗任务安排提供依据。本节主要围绕在 ICF 框架下如何进行言语嗓音治疗以及如何进行实时监控展开。首先着重讲解如何进行嗓音产生功能与嗓音音质功能的实时监控；接下来对言语嗓音治疗的方法和技术进行详述，包括传统治疗方法和实时反馈治疗现代化技术。

一、嗓音产生功能的实时监控

表 3-1-1　嗓音产生功能的实时监控表

时间	治疗任务（6项）	损伤程度	治疗方法（针对性治疗）	训练前描述（如需）	训练结果
	M1 最长声时 （MPT） 呼吸支持不足的治疗	3级或4级	**实时反馈治疗** ☐ 情绪唤醒、发声诱导 ☐ 声音实时反馈训练 （声音感知：/a/、/i/、/u/ 的持续发声） ☐ 声时实时反馈训练 （声时反馈：/a/、/i/、/u/ 发声稳定性）		

续表

时间	治疗任务 （6项）	损伤程度	治疗方法 （针对性治疗）	训练前描述（如需）	训练结果
	M1 最长声时 （MPT） 呼吸支持不足 的治疗	3级 或 4级	**传统治疗** ☐ 呼吸放松、发声放松训练（发声稳定性） ☐ 生理腹式呼吸训练 （建立正确、自然、舒适的呼吸方式） ☐ 拟声法 （/a——/、/u——/、/da da da/） ☐ 快速用力呼气法 （/p/、/t/、/k/，相关单音节词） ☐ 缓慢平稳呼气法 （/f/、/h/，相关单音节词）		
		1级 或 2级	**实时反馈治疗** ☐ 声时实时反馈训练 （声时反馈：/a/、/i/、/u/发声稳定性） ☐ 起音实时反馈训练 （硬起音用/h/开头的相关单音节词） （软起音用/a/、拟声） **传统治疗** ☐ 呼吸放松、发声放松训练（发声稳定性） ☐ 数数法 （配合步伐控制呼吸：同时数数） ☐ 嗯哼法 （配合步伐控制呼吸：一、二步） ☐ 快速用力呼气法 （/p/、/t/、/k/，相关单音节词） ☐ 缓慢平稳呼气法 （/f/、/h/，相关单音节词） ☐ 逐字增加句长法 （跟读、快速跟读、朗读句子）		
	M2 最大数数能力 （cMCA） 呼吸与发声 不协调的治疗	3级 或 4级	**实时反馈治疗** ☐ 情绪唤醒、发声诱导 ☐ 声音实时反馈训练 （声音感知：/a/、/i/、/u/的哝音发声） ☐ 音调感知实时反馈训练 （感知哝音过程中音调的高低起伏变化） **传统治疗** ☐ 呼吸放松、发声放松训练（发声稳定性） ☐ 生理腹式呼吸训练 （建立正确、自然、舒适的呼吸方式） ☐ 快速用力呼气法 （/p/、/t/、/k/，相关单音节词） ☐ 缓慢平稳呼气法 （/f/、/h/，相关单音节词）		

续表

时间	治疗任务 （6 项）	损伤程度	治疗方法 （针对性治疗）	训练前描述（如需）	训练结果
	M2 最大数数能力 （cMCA） 呼吸与发声 不协调的治疗	1 级 或 2 级	**实时反馈治疗** □ 声时实时反馈训练 （声时反馈：/ɑ/、/i/、/u/ 啭音稳定发声） □ 音调实时反馈训练 （感知啭音过程中音调的高低起伏变化） □ 词语拓展实时反馈训练 （声时反馈：/ɑ/、/i/、/u/ 啭音稳定发声） **传统治疗** □ 呼吸放松、发声放松训练（发声稳定性） □ 唱音法 （持续发长音、短音或长短交替发音） □ 啭音法（稳定进行 /ɑ/、/i/、/u/ 的啭音发声）		
	M3 频段能量 集中率 （Ec） 发声功能亢进 / 发声功能低下 的治疗	3 级 或 4 级	**实时反馈治疗** □ 清浊音实时反馈训练 （哈欠 – 叹息、咀嚼） □ 响度实时反馈训练 （哈欠 – 叹息、咀嚼） **传统治疗** □ 呼吸放松训练（发声稳定性） □ 发声放松训练 （颈部放松训练、平调打嘟） □ 喉部按摩法（放松喉部肌群） □ 哈欠 – 叹息法（适合功能亢进） （以 /h/ 引导发 /ɑ/、/o/、/e/） □ 咀嚼法 （咀嚼的同时发 /ɑ/、/i/、/u/）		
		1 级 或 2 级	**实时反馈治疗** □ 清浊音实时反馈训练 （哈欠 – 叹息、咀嚼） □ 音调实时反馈训练（张嘴、吟唱） **传统治疗** □ 发声放松训练 （平调旋转打嘟、升调 / 降调打嘟） □ 喉部按摩法（放松喉部肌群） □ 哈欠 – 叹息法（适合功能亢进） （以 /h/ 引导发 /ɑ/、/o/、/e/） □ 咀嚼法 （咀嚼的同时发 /ɑ/、/i/、/u/） □ 张嘴法 （张大嘴发无意义音，单、双音节词） □ 吟唱法（吟唱 /ɑ/、/i/、/u/ 等韵母）		

时间	治疗任务（6项）	损伤程度	治疗方法（针对性治疗）	训练前描述（如需）	训练结果
	M4 声带接触率（CQ）接触率微扰（CQP）声门闭合过度/声门闭合不全/声带振动不规律的治疗	3级或4级	**实时反馈治疗** □ 清浊音实时反馈训练 （感知发清音/浊音时声带振动的状态） □ 音调实时反馈训练 （感知音调的高低） □ 响度感知实时反馈训练 （感知响度的高低） □ 声带接触率反馈训练 **传统治疗** □ 发声放松训练 （颈部放松训练、平调打嘟） □ 喉部按摩法（放松喉部肌群） □ 哈欠-叹息法（闭合过度） （以/h/引导发/a/、/o/、/e/） □ 气息式发音法（硬起音） （以/h/开头的气息式发音） □ 甩臂后推法（软起音） （甩臂后边推边说单音节词） □ 咀嚼法 （咀嚼的同时发/a/、/i/、/u/） □ 用力搬椅法（闭合不全） （搬椅时突然提高响度发/a/、/i/、/u/） □ 哼鸣法（闭合不全） （哼调、哼鸣后发单元音） □ 吟唱法（吟唱/a/、/i/、/u/等韵母） □ 掩蔽法（闭合不全） （在背景声条件下增加响度发音） □ 碰撞法（闭合不全） （/m——/音引导，后突然提高响度发/a/、/i/、/u/）		
		1级或2级	**实时反馈治疗** □ 音调实时反馈训练 □ 响度实时反馈训练 （控制响度的高低） □ 清浊音实时反馈训练 □ 声带接触率反馈训练 □ 词语拓展实时反馈训练 **传统治疗** □ 发声放松训练 （平调旋转打嘟、升调/降调打嘟） □ 喉部按摩法（放松喉部肌群）		

续表

时间	治疗任务 （6项）	损伤 程度	治疗方法 （针对性治疗）	训练前描 述（如需）	训练 结果
	M4 声带接触率 （CQ） 接触率微扰 （CQP） 声门闭合过度 / 声门闭合不全 / 声带振动不规 律的治疗	1 级 或 2 级	□　气息式发音法（硬起音） （以 /s/、/sh/ 开头的气息式发音） □　甩臂后推法（软起音） （甩臂后边推边说单音节词） □　气泡式发音法（闭合不全） （呼气时发气泡音、以气泡音发 /i/） □　半吞咽法（闭合不全） （半吞咽时发无意义音、bo——m + 以 /y/ 开 头的词语） □　吸入式发音法（吸气时发气 /i/）		
	M5 言语基频 （F_0） 高音调 / 低音调 / 音调变化单一 / 音调变化过大 的治疗	3 级 或 4 级	**实时反馈治疗** □　情绪唤醒、发声诱导 □　音调实时反馈训练 （感知音调的高低） **传统治疗** □　发声放松训练 （颈部放松训练、平调打嘟） □　哈欠 - 叹息法 （以 /h/ 引导发 /a/、/o/、/e/） □　喉部按摩法（放松喉部肌群） □　手指按压法 （发拉长音 /a/、/i/ 时上推 / 下推甲状软骨） □　哼音法（进行 /a/、/i/、/u/ 的哼音感知）		
		1 级 或 2 级	**实时反馈治疗** □　音调实时反馈训练 （控制音调高低、音调变化） □　词语拓展实时反馈训练 **传统治疗** □　发声放松训练 （平调旋转打嘟、升调 / 降调打嘟） □　乐调匹配法 （哼唱音阶后发 /a/、/i/、/u/ 等单元音） □　音调梯度训练法 （升调 / 降调形式唱单、双、三音节词） □　吟唱法（吟唱 /a/、/i/、/u/ 等韵母） □　哼音法（稳定进行 /a/、/i/、/u/ 的哼音 发声）		

续表

时间	治疗任务（6项）	损伤程度	治疗方法（针对性治疗）	训练前描述（如需）	训练结果
	M6 基频震颤 （F_0t） 喉腔共鸣失调的治疗	3级或4级	**实时反馈治疗** □ 音调实时反馈训练（感知音调的高低） □ 响度实时反馈训练（感知响度的高低） **传统治疗** □ 呼吸放松训练（发声稳定性） □ 发声放松训练 （颈部放松训练、平调打嘟） □ 喉部按摩法（放松喉部肌群） □ 乐调匹配法 （哼唱音阶后发 /a/、/i/、/u/ 等单元音） □ 手指按压法 （发拉长音 /a/、/i/ 时上推 / 下推甲状软骨）		
		1级或2级	**实时反馈治疗** □ 共振峰实时反馈 （发 /i/ 音，喉腔共鸣稳定性） □ 音调实时反馈训练 **传统治疗** □ 发声放松训练 （平调旋转打嘟、升调 / 降调打嘟） □ 音调梯度训练法 （升调 / 降调形式唱单、双、三音节词） □ 吟唱法（吟唱 /a/、/i/、/u/ 等韵母）		

二、嗓音音质功能的实时监控

表 3-1-2　嗓音音质功能的实时监控表

时间	治疗任务（6项）	损伤程度	治疗方法（针对性治疗）	训练前描述（如需）	训练结果
	M7 基频微扰 （Jitter） 幅度微扰 （Shimmer） 粗糙声 / 嘶哑声的治疗	3级或4级	**实时反馈治疗** □ 音调实时反馈训练（感知音调的高低） □ 响度实时反馈训练（感知响度的高低） □ 嗓音 Jitter 反馈训练 □ 嗓音 Shimmer 反馈训练		

续表

时间	治疗任务（6项）	损伤程度	治疗方法（针对性治疗）	训练前描述（如需）	训练结果
	M7 基频微扰（Jitter） 幅度微扰（Shimmer） 粗糙声 / 嘶哑声的治疗	3 级或 4 级	**传统治疗** □ 呼吸放松训练（发声稳定性） □ 发声放松训练 （颈部放松训练、平调打嘟） □ 喉部按摩法（放松喉部肌群）		
		1 级或 2 级	**实时反馈治疗** □ 音调实时反馈训练 □ 响度实时反馈训练 □ 嗓音 Jitter 反馈训练 □ 嗓音 Shimmer 反馈训练 **传统治疗** □ 发声放松训练 （平调旋转打嘟、升调 / 降调打嘟） □ 音调梯度训练法 （升调 / 降调形式唱单、双、三音节词） □ 响度梯度训练法 （升高 / 降低响度发单、双、三音节词） □ 吟唱法（吟唱 /ɑ/、/i/、/u/ 等韵母）		
	M8 声门噪声（NNE） 气息声的治疗	3 级或 4 级	**实时反馈治疗** □ 起音清浊音感知实时反馈训练 （感知起音时声带振动状态） □ 响度感知实时反馈训练 （感知响度的高低） □ 嗓音 NNE 反馈训练 **传统治疗** □ 发声放松训练 （颈部放松训练、平调打嘟） □ 喉部按摩法 □ 碰撞法（闭合不全） （/m——/ 音引导，后突然提高响度发 /ɑ/、/i/、/u/） □ 用力搬椅法（闭合不全） （搬椅时突然提高响度发 /ɑ/、/i/、/u/） □ 咀嚼法 （咀嚼的同时发 /ɑ/、/i/、/u/） □ 哼鸣法（闭合不全） （哼调、哼鸣后发单元音）		
		1 级或 2 级	**实时反馈治疗** □ 音调（NNE）实时反馈训练 □ 起音清浊音实时反馈训练 □ 响度实时反馈训练 □ 嗓音 NNE 反馈训练		

时间	治疗任务（6项）	损伤程度	治疗方法（针对性治疗）	训练前描述（如需）	训练结果
	M8 声门噪声 （NNE） 气息声的治疗	1级或2级	**传统治疗** □ 发声放松训练 （平调旋转打嘟、升调打嘟） □ 气泡式发音法（闭合不全） （呼气时发气泡音、以气泡音发 /i/） □ 半吞咽法（闭合不全） （半吞咽时发无意义音、bo——m+ 以 /y/ 开头的词语） □ 甩臂后推法 （甩臂后边推边说单音节词）		
	M9 共振峰频率 （$F_2/i/$） 后位聚焦的治疗	3级或4级	**传统治疗** □ 共鸣放松训练 （放松口面部肌群） □ 前位音法 （发 /p/、/b/、/t/、/d/ 开头的单音节词） □ 伸舌法 （将舌伸出口外发 /i——/）		
		1级或2级	**实时反馈治疗** □ 音调实时反馈训练（升高音调） □ 共振峰实时反馈训练 □ 舌域图实时反馈训练 **传统治疗** □ 共鸣放松训练（放松口面部肌群） □ 前位音法 （发 /p/、/b/、/t/、/d/ 开头的单音节词） □ 伸舌法 （将舌伸出口外发 /i——/）		
	M10 共振峰频率 （$F_2/u/$） 前位聚焦的治疗	3级或4级	**传统治疗** □ 共鸣放松训练（放松口面部肌群） □ 后位音法（夸张地发 /k/、/g/ 本音）		
		1级或2级	**实时反馈治疗** □ 音调实时反馈训练（降低音调） □ 共振峰实时反馈训练 □ 舌域图实时反馈训练 **传统治疗** □ 共鸣放松训练（放松口面部肌群） □ 后位音法 （发 /k/、/g/ 开头的单、双音节词）		

续表

时间	治疗任务（6项）	损伤程度	治疗方法（针对性治疗）	训练前描述（如需）	训练结果
	M11 共振峰频率扰动 （$F_2f/i/$） 口腔共鸣失调的治疗	3级或4级	**传统治疗** □ 共鸣放松训练（放松口面部肌群） □ 口腔共鸣法（发 /hɑ/、/hu/ 音） □ 鼻音 / 边音刺激法 （交替发鼻、喉腔共鸣音）		
		1级或2级	**实时反馈治疗** □ 共振峰实时反馈训练 **传统治疗** □ 共鸣放松训练（放松口面部肌群） □ U 声道法（胸音法 /u/） □ 头腔共鸣法 （高音调持续发鼻音 /m/、/n/） □ 胸腔共鸣法 （降低音调的方式分别持续发 /m/、/i/）		
	M12 鼻口共鸣比（NOR） 鼻流量（NL） 鼻音功能亢进 / 鼻音功能低下的治疗	3级或4级	**传统治疗** □ 共鸣放松训练（放松口面部肌群） □ 口腔共鸣法（发 /hɑ/、/hu/ 音） □ 鼻腔共鸣法（对比鼻韵母与非鼻韵母） □ 鼻音 / 边音刺激法 （分别进行鼻、喉腔共鸣音的训练）		
		1级或2级	**实时反馈治疗** □ 音调实时反馈训练 （亢进：降调；低下：升调） □ 鼻流量 NL 实时反馈训练 □ 口鼻腔 LPC 实时反馈训练 （亢进：平调和降调；低下：平调和升调） **传统治疗** □ 共鸣放松训练（放松口面部肌群） □ 口腔共鸣法（发高元音 /i/、/u/、/ü/） □ 鼻腔共鸣法（发含有鼻音的词） □ 鼻音 / 边音刺激法 （交替发鼻、喉腔共鸣音）		

三、呼吸功能的康复治疗

（一）呼吸功能康复治疗工具

言语嗓音障碍（呼吸功能）康复训练项目：呼吸支持不足、呼吸与发声不协调。

测量工具：言语障碍康复设备（医疗器械分类目录 19 01 04），Dr.Speech-S1 言语障碍测量仪、Dr.Speech-S2 言语障碍矫治仪，或其他。

康复工具：康复云—康复课件—言语康复—言语嗓音训练，或其他。

康复手册：《言语矫治手册——呼吸障碍的促进治疗》。

（二）呼吸功能康复治疗内容

1. 呼吸放松训练

视 频

呼吸放松
训练

"呼吸放松训练"是指将节律的呼吸与放松运动相结合，通过手臂和肩部的运动带动肋间肌群和肩部肌群运动，使这些肌群乃至全身都得到放松，从而促进呼吸系统整体功能的提高。呼吸放松训练主要适用于呼吸功能异常。[①] 在进行呼吸放松训练时，患者与治疗师动作应自然、放松，并与呼吸相结合。详见图 3-1-1，具体训练步骤参见《言语矫治手册——呼吸障碍的促进治疗》。

---

① 黄昭鸣，万萍，王衍龙. 言语呼吸疾病的定量评估及矫治对策 [J]. 中国听力语言康复科学杂志，2004（5）：23-25.

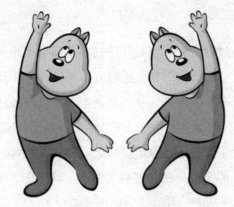

图 3-1-1 呼吸放松训练（双臂交替上举运动）

2. 生理腹式呼吸训练

视 频

生理腹式
呼吸训练

"生理腹式呼吸训练"是指通过不同的体位让患者体验非言语状态下呼吸中呼和吸的过程，帮助患者建立正确、自然、舒适的生理腹式呼吸方式，为言语呼吸奠定基础，主要适用于呼吸方式异常的患者。[①] 生理呼吸训练分四节九个步骤：第一节为仰位训练，包括四个步骤——闭目静心、腹部感觉、胸腹同感、口腹同感；第二节为侧位训练；第三节为坐位训练；第四节为站位训练，包括基本的站位训练、同步训练和交替训练。详见图 3-1-2，具体训练步骤参见《言语矫治手册——呼吸障碍的促进治疗》。

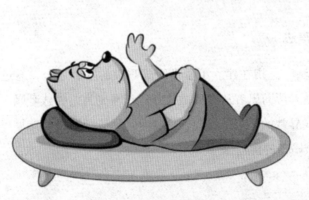

图 3-1-2 生理腹式呼吸训练（口腹同感）

---

① 黄昭鸣，万萍，杜晓新，等. 论胸式呼吸在聋儿言语康复中的危害性 [J]. 中国听力语言康复科学杂志，2005（4）：30-32.

视 频

"嗯哼"法

3."嗯哼"法

从言语产生的过程来看，吸气和呼气不是两个不相干的过程，而是一个持续的运动。"'嗯哼'法"是指通过有节奏地移动步伐来控制呼吸，并在呼气时发出"嗯哼"的声音，从而促进生理腹式呼吸到言语腹式呼吸的过渡。[①] 这种方法主要适用于呼吸方式异常，也适用于呼吸与发声不协调的患者。言语呼吸主要在于呼吸与发声之间的协调配合，而"嗯哼"法便是训练其协调配合能力的一种很有效的方法。详见图 3-1-3，具体训练步骤参见《言语矫治手册——呼吸障碍的促进治疗》。

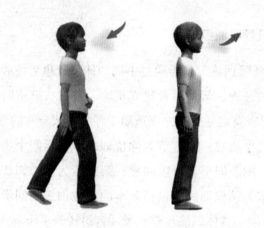

图 3-1-3　"嗯哼"法

4. 拟声法

"拟声法"是指在建立了生理腹式呼吸的基础之上，通过模拟简单有趣的声音，来帮助患者从生理腹式呼吸过渡到言语腹式呼吸，其主要适用于呼吸方式异常的患者。详见图 3-1-4，具体训练步骤参见《言语矫治手册——呼吸障碍的促进治疗》。

---

① 万勤，黄昭鸣. 言语呼吸方式异常的矫治 [J]. 中国听力语言康复科学杂志，2012（1）: 59-61.

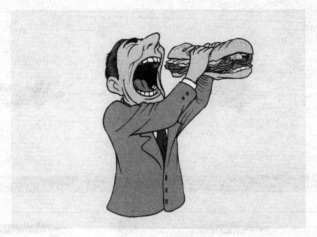

图 3-1-4　拟声法

当患者初步掌握了拟声法的概念后，言语治疗师可将拟声法与声时实时反馈训练相结合。[①] 如图 3-1-5 所示，当患者模仿马跑发出 /da-da-da/ 的声音时，小熊敲起了小鼓（A 图），模仿火车开的声音 /u——/ 时，红苹果在跑（B 图）。不同的声音产生不同的运动，如果是间断的声音，小熊敲鼓也是间断的；如果是连续的声音，苹果的运动就是连续的。

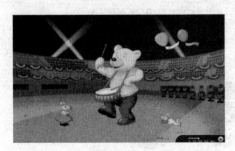
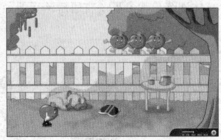
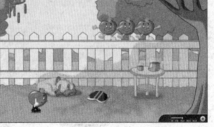

视 频

拟声法结合声音
实时反馈训练

A. 发音时，小熊打鼓　　　　　　　　B. 发音时，红苹果在跑

图 3-1-5　拟声法结合声音实时反馈训练（声音感知游戏）示意图

也可结合实时视听反馈设备进行声波模式下的拟声法训练，如图 3-1-6 所示，当患者模仿猫跑发出 /miao——miao——/ 的声音时，产生声波图像。不同长度的发声产生不同长度的声波，如果发声是间断的，产生的声波图像也是间断的；如果发声是连续的，产生的声波也是连续的。

---

① 黄昭鸣，朱群怡，卢红云.言语治疗学 [M].上海：华东师范大学出版社，2017：56-57.

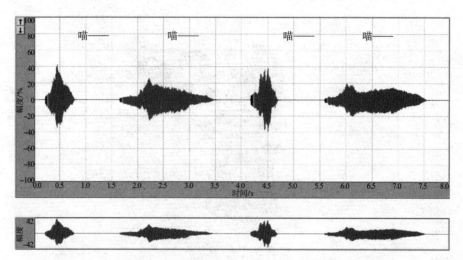

图 3-1-6   拟声法结合声音实时反馈训练（声波模式）示意图

5. 数数法

"数数法"是指通过有节奏地移动步伐来控制呼吸，并在呼气的同时数数，从而促进从生理腹式呼吸到言语腹式呼吸的过渡，其主要适用于呼吸方式异常的患者，也适用于呼吸与发声不协调的患者。详见图 3-1-7，具体训练步骤参见《言语矫治手册——呼吸障碍的促进治疗》。

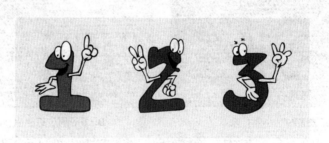

图 3-1-7   数数法

当患者可以进行数数时，撤去步伐的提示，让患者通过声音感知与数数法相结合的方式进行训练，如图 3-1-8 所示，发"1"时，小猴从一棵树跳到另一棵树，发"1-2"时，小猴从一棵树跳到另一棵树再跳回原来的树（A 图），发快速的"1-2-3-4-5"时，跷跷板连续出现运动（B 图）。数数的速度不同，动画的运动速度也相应发生改变。

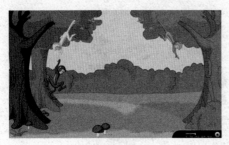 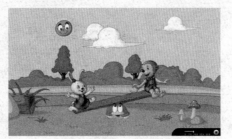

视　频

数数法结合声音
实时反馈训练

A. 发音时，小猴在跳　　　　　　B. 发音时，跷跷板在动

图 3-1-8　数数法结合声音实时反馈训练（声音感知游戏）示意图

也可结合实时视听反馈设备进行声波模式下的数数法训练，如图 3-1-9 所示，当患者发"1"时，产生第一段声波图像，紧接着发"2"时产生第二段声波图像。数数越多，声波段的数量也随之增加。

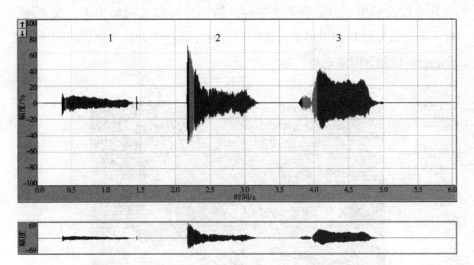

图 3-1-9　数数法结合声音实时反馈训练（声波模式）示意图

6. 快速用力呼气法

"快速用力呼气法"是指首先尽量用鼻子深吸气，然后用力将气流快速地从口中呼出，从而增加肺活量，提高言语呼吸支持能力，其主要适用于呼吸支持不足的患者。该方法的动作要领是：深吸气，再快速用力呼出。详见图 3-1-10，具体训练步骤参见《言语矫治手册——呼吸障碍的促进治疗》。

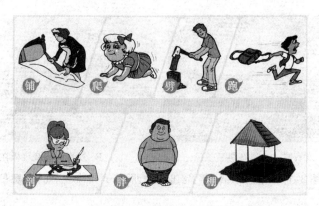

图 3-1-10　快速用力呼气法

　　当患者可以进行快速用力呼气并发声时，让患者通过起音感知与快速用力呼气法相结合的方式进行训练。如图 3-1-11 所示，发"爬"时，第一只地鼠从洞里出来，发"兔"时，第二只地鼠从洞里出来，发"渴"时，第三只地鼠从洞里出来。正确起音时才会产生动画反馈，出现地鼠，硬起音或软起音时无动画反馈。

视　频

快速用力呼气
法结合起音实
时反馈训练

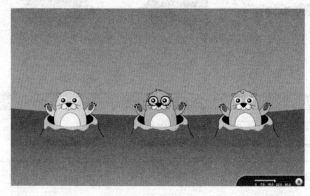

图 3-1-11　快速用力呼气法结合起音实时反馈训练（起音感知游戏）示意图

　　也可结合实时视听反馈设备进行声波模式下的快速用力呼气法训练。如图 3-1-12 所示，当患者发 /p/ 时，产生第一段声波图像，紧接着发 /t/ 时产生第二段声波图像。声波段中绿色部分代表清音部分，红色代表浊音部分。发音时气流冲出声门越多，声波的振幅越大。

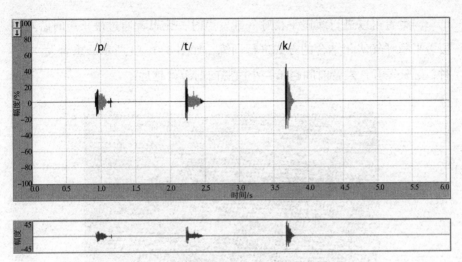

图 3-1-12　快速用力呼气法结合起音实时反馈训练（声波模式）示意图

7. 缓慢平稳呼气法

"缓慢平稳呼气法"是指让患者深吸气后，缓慢平稳持续地发音，以提高患者言语时对呼气的控制能力，从而为患者的言语提供稳定持久的呼吸支持，其主要适用于呼吸支持不足的患者。该方法的动作要领是深吸气后呼气，呼气时气流必须平缓、均匀，并注意控制声时。[①] 详见图 3-1-13，具体训练步骤参见《言语矫治手册——呼吸障碍的促进治疗》。

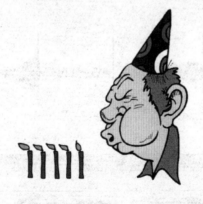

吹蜡烛

图 3-1-13　缓慢平稳呼气法

---

① 张建莉.提高听障儿童呼吸支持能力的个案研究 [J].现代特殊教育，2017（17）：77–78.

当患者可以进行缓慢平稳呼气并发声时，让患者通过最长声时游戏与缓慢平稳呼气法相结合的方式进行训练，如图 3-1-14 所示，患者发"喝"时，延长发音，发音时间越长，小海豚向前游得越远。

视 频

缓慢平稳呼气
法结合声时实
时反馈训练

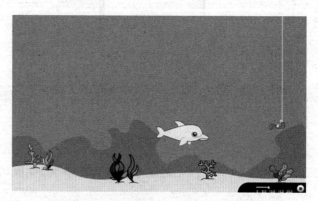

图 3-1-14   缓慢平稳呼气法结合声时实时反馈训练（最长声时游戏）示意图

也可结合实时视听反馈设备进行声波模式下的缓慢平稳呼气法训练，如图 3-1-15 所示，当患者发"孵"时，产生第一段声波图像，延长声母部分（绿色声波段），紧接着发"喝"时产生第二段声波图像。发音时缓慢平稳呼出气流的时间越久，声波的长度越长。

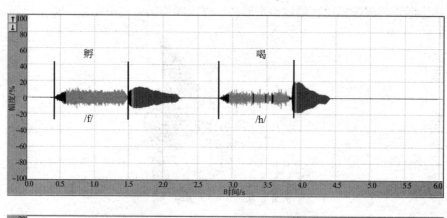
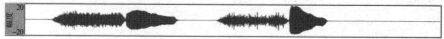

图 3-1-15   缓慢平稳呼气法结合声时实时反馈训练（声波模式）示意图

8. 逐字增加句长法

"逐字增加句长法"是指通过让患者一口气连贯地朗读词句，并循序渐进地增加句长的方法，来增强患者的言语呼吸支持能力，提高其呼吸与发声的协调性。这种训练方法主要适用于呼吸支持不足，也适用于呼吸与发声不协调的患者。详见图 3-1-16，具体训练步骤参见《言语矫治手册——呼吸障碍的促进治疗》。

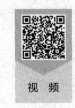

视 频

逐字增加句长法

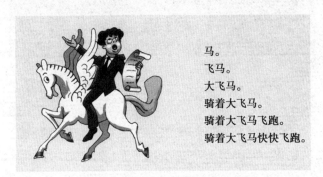

图 3-1-16　逐字增加句长法

9. 唱音法

"唱音法"是指通过让患者连续地发长音、短音，或者交替发长音和短音交替发音，来提高患者言语呼吸支持能力，促进患者呼吸与发声的协调，提高其言语时灵活控制气流的能力，从而轻松地发音，主要适用于呼吸与发声不协调，也适用于呼吸支持不足的患者。详见图 3-1-17，具体训练步骤参见《言语矫治手册——呼吸障碍的促进治疗》。

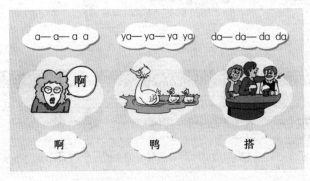

图 3-1-17　唱音法

　　当患者掌握唱音法的要领时，可以让患者通过最长声时游戏与唱音法相结合的方式进行训练，如图 3-1-18 所示，患者持续发唱音 /a——，ya——，da——/ 时，让患者逐渐延长一口气的发音时间，时间越长，小象往前走得越远。

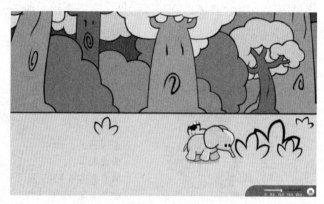

图 3-1-18　唱音法结合声时实时反馈训练（最长声时游戏）示意图

　　也可结合实时视听反馈设备进行声波模式下的唱音法训练，如图 3-1-19 所示，当患者一口气发长短交替的音 /ya——ya——ya　ya/ 时，观察声波图像，维持声波图像的稳定，并进行正确的起音提醒患者。发音过程中不可换气、漏气，保持声波前后连贯。

视　频

唱音法结合声时
实时反馈训练

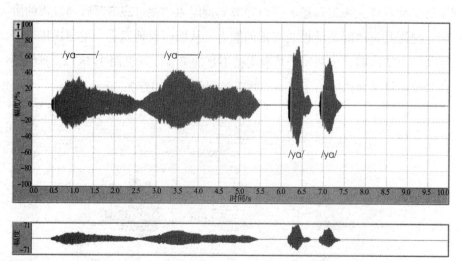

图 3-1-19　唱音法结合声时实时反馈训练（声波模式）示意图

10. 哼音法

"哼音法"是指通过发音调和响度连续起伏变化的旋转式发音,促进患者呼吸与发声功能的协调,提高其言语时声带的控制能力,进而打破其固有的错误发声模式,建立新的、舒适的发声模式,改善其音质。这种方法主要适用于呼吸与发声不协调的患者。详见图 3-1-20,具体训练步骤参见《言语矫治手册——呼吸障碍的促进治疗》。

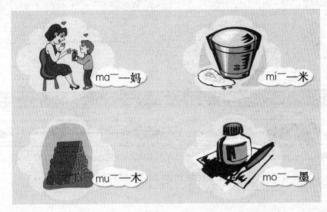

图 3-1-20　哼音法

当患者掌握哼音法的要领时,可以让患者通过音调感知与哼音法相结合的方式进行训练,如图 3-1-21 所示,患者用音调和响度连续变化的音发哼音 /i/ 时,热气球随着发哼音过程中音调的起伏进行上下飞行,音调增高,热气球向上飞,音调下降,热气球向下降。

视　频

哼音法结合音调
实时反馈训练

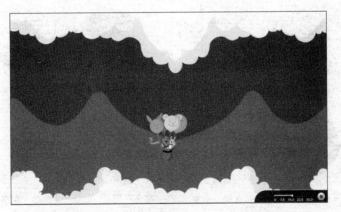

图 3-1-21　哼音法结合音调实时反馈训练(音调感知)示意图

也可以结合实时视听反馈设备进行基频模式下的哼音法训练，如图 3-1-22 所示，当患者用音调和响度连续变化的音发哼音 /i/ 时，观察基频曲线的高低起伏，治疗师帮助患者控制自己的音调起伏变化。发音过程中保持基频曲线的连贯，一口气发哼音，尽量不间断。

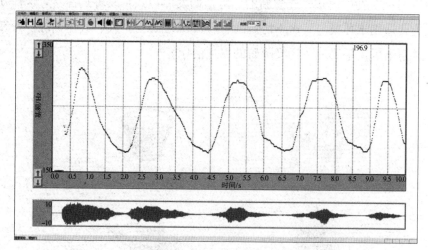

图 3-1-22　哼音法结合音调实时反馈训练（基频模式）

11. 气息式发音法

视　频

气息式发音法

"气息式发音法"是指通过采用气息式的发音帮助放松声带和咽缩肌，从而建立正常的起音方式，其主要适用于硬起音，以及由硬起音导致的高音调的患者。详见图 3-1-23，具体训练步骤参见《言语矫治手册——呼吸障碍的促进治疗》。

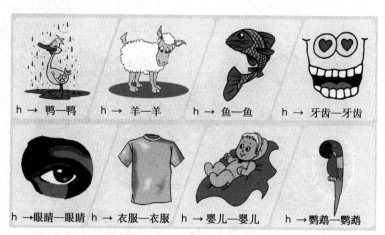

图 3-1-23　气息式发音法

12. 甩臂后推法

视　频

甩臂后推法

"甩臂后推法"是指让患者在甩臂后推的同时突然发音来提高声门闭合能力，减少软起音，帮助其建立正确的起音方式。这种方法主要适用于治疗软起音。详见图 3-1-24，具体训练步骤参见《言语矫治手册——呼吸障碍的促进治疗》。

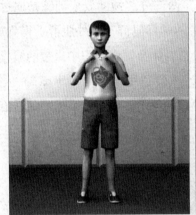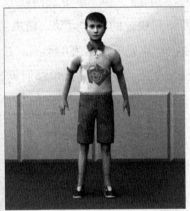

图 3-1-24　甩臂后推法示意图

四、发声功能的康复治疗

（一）发声功能康复治疗工具

言语嗓音障碍康复训练项目：高音调、低音调、音调变化单一、音调变化过大、喉腔共鸣失调、声门闭合过度、声门闭合不全、声带振动不规律、粗糙声、嘶哑声、气息声。

测量工具：言语障碍康复设备（医疗器械分类目录 19 01 04），Dr.Speech-S1 言语障碍测量仪、Dr.Speech-S2 言语障碍矫治仪，或其他。

康复工具：康复云—康复课件—言语康复—言语嗓音训练（www.kangfuyun.com），或其他。

康复手册：《言语矫治手册——发声障碍的促进治疗》。

（二）发声功能的康复治疗内容

1. 发声放松训练

"发声放松训练"是通过颈部运动或者声带打嘟的方法使患者的发声器官及相关肌群得到放松，为获得自然舒适的嗓音奠定基础。主要包括"颈部放松训练"和"声带放松训练"两部分。颈部放松训练是通过颈部肌群紧张和松弛的交替运动，使患者的颈部肌群（喉外肌群）得到放松。声带放松训练是通过打嘟的形式，让患者体会发声过程中声带的放松，进而放松整个发声器官甚至颈部肌群，主要适用于治疗发声障碍。[①]详见图 3-1-25，具体训练步骤参见《言语矫治手册——发声障碍的促进治疗》。

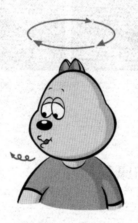

图 3-1-25　发声放松训练（平调慢速旋转打嘟）示意图

当患者掌握声带放松训练的要领时，可以让患者通过音调感知与声带放松训练相结合的方式进行训练，如图 3-1-26 所示，患者进行平调快速旋转打嘟时，飞机随着打嘟过程中音调的起伏进行上下飞行，音调增高，飞机向上飞，音调下降，飞机向下降。

---

① 胡金秀，白银婷，黄昭鸣. 听障儿童声带小结个案研究 [J]. 中国听力语言康复科学杂志，2011（6）：49-51.

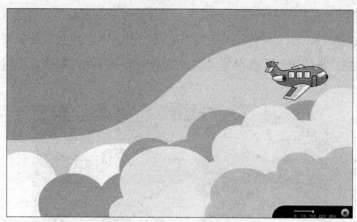

图 3-1-26　声带放松训练结合音调实时反馈训练（音调感知）示意图

　　也可结合实时视听反馈设备进行基频模式下的声带放松训练，如图 3-1-27 所示，当患者进行平调慢速旋转打嘟时，观察基频曲线的高低起伏，帮助患者控制自己的音调起伏变化和打嘟的速度。发音过程中保持基频曲线的连贯，一口气进行打嘟，尽量不间断。

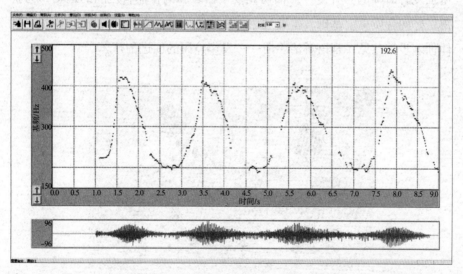

图 3-1-27　声带放松训练结合音调实时反馈训练（基频模式）示意图

视　频

哈欠 – 叹息法

2. 哈欠 – 叹息法

　　"哈欠 – 叹息法"是指通过夸张的哈欠和叹息动作，使声道充分打开，咽部肌肉放松，然后在叹息时发音并体会放松的感觉①，为形成自然舒适的嗓音奠定基础，主要适用于发声障碍，也适用于硬起音的患者，详见图 3-1-28，具体训练步骤参见《言语矫治手册——发声障碍的促进治疗》。

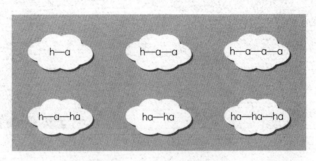

图 3-1-28   哈欠 – 叹息法

视 频

张嘴法

3. 张嘴法

"张嘴法"是指通过视觉提示等方式，帮助患者培养张嘴发音的习惯，增加发音时嘴的张开度，从而协调发声器官和构音器官之间的运动，为获得更好的音质奠定基础，主要适用于发声障碍的患者，详见图 3-1-29，具体训练步骤参见《言语矫治手册——发声障碍的促进治疗》。

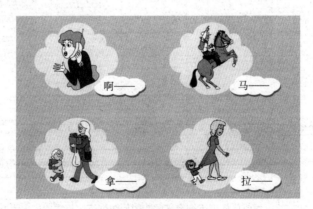

图 3-1-29   张嘴法

---

① BOONE D R, MCFARLANE S C. A critical view of the yawn-sigh as a voice therapy technique [J]. Journal of Voice, 1993, 7（1）: 75.

4. 乐调匹配法

"乐调匹配法"是指根据患者现有的音调水平，选择乐器的不同音阶，对其进行音调的模仿匹配训练，以逐步建立正常的音调，提高其音调控制能力。主要适用于音调异常的患者，详见图 3-1-30，具体训练步骤参见《言语矫治手册——发声障碍的促进治疗》。

视 频

乐调匹配法结合
音调实时反馈训练

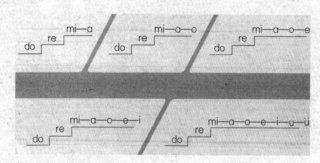

图 3-1-30 乐调匹配法示意图

5. 音调梯度训练法

"音调梯度训练法"是指通过阶梯式音调上升或下降的训练，使患者建立正常音调，并增加言语时音调控制的能力，主要适用于音调异常的患者，详见图 3-1-31，具体训练步骤参见《言语矫治手册——发声障碍的促进治疗》。

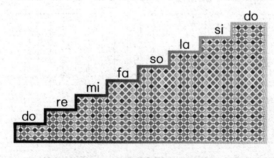

图 3-1-31 音调梯度训练法示意图

当患者掌握音调梯度训练法的要领时，可以让患者通过音调训练与音调梯度训练法相结合的方式进行训练，如图 3-1-32 所示，患者进行提高音调的训练时，可以用双音节词"星星"进行升调训练，分别在 do、re、mi 或低、中、高不同的音调上发双音节词"星星"，小天使随着发声过程中音调的逐阶上升而向上飞并收集星星，音调增高，小天使向上飞，音调下降，小天使向下降。

图 3-1-32   音调梯度训练法结合音调实时反馈训练（音调训练）界面

也可以结合实时视听反馈设备进行基频模式下的音调梯度法训练，如图 3-1-33 所示，当患者用升调来哼音调的过程中，当音调上升至某处时停顿，在停顿的音调处使用对应音调从 1 数到 5，要求数数时音调尽可能地稳定在同一音调上，观察基频曲线呈阶梯状上升并稳定在目标音调上，帮助患者控制自己的音调，并维持稳定发声。

视 频

音调梯度训练法结合
音调实时反馈训练

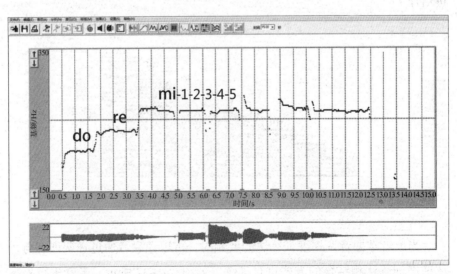

图 3-1-33   音调梯度训练法结合音调实时反馈训练（基频模式）示意图

6. 用力搬椅法

"用力搬椅法"是指让患者坐在椅子上,在用力上拉椅子的同时发音,来增加其言语的响度。主要适用于响度异常,也适用于软起音的患者,详见图 3-1-34,具体训练步骤参见《言语矫治手册——发声障碍的促进治疗》。

视 频
用力搬椅法

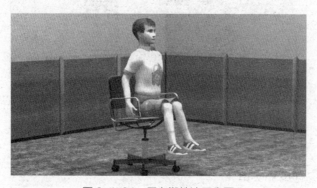

图 3-1-34 用力搬椅法示意图

7. 掩蔽法

"掩蔽法"是指让患者在背景声条件下进行发音,并通过调节背景声的大小,使患者不自觉地提高声门下压及声带闭合能力,从而增加响度。主要适用于响度异常的患者,详见图 3-1-35,具体训练步骤参见《言语矫治手册——发声障碍的促进治疗》。

视 频
掩蔽法

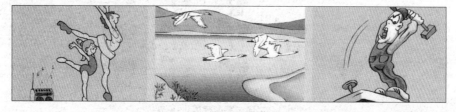

图 3-1-35 掩蔽法示意图

8. 碰撞法

"碰撞法"是指通过滚球撞物的方式,在球撞物的瞬间突然增加响度发音,来提高患者的响度及其控制能力,主要适用于响度过低的患者。详见

图 3-1-36，具体训练步骤参见《言语矫治手册——发声障碍的促进治疗》。

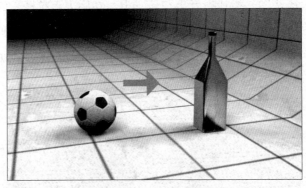

图 3-1-36　碰撞法

9. 响度梯度训练法

"响度梯度训练法"是指通过阶梯式响度训练提高或降低患者响度，增强患者控制响度的能力。[1] 主要适用于响度异常的患者，详见图 3-1-37，具体训练步骤参见《言语矫治手册——发声障碍的促进治疗》。

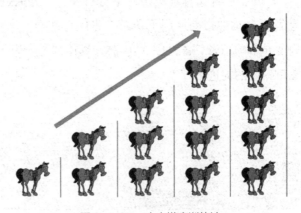

图 3-1-37　响度梯度训练法

　　当患者掌握响度梯度训练法的要领时，可以让患者通过响度训练与响度梯度训练法相结合的方式进行训练，如图 3-1-38 所示，患者进行提高

———————

① 黄昭鸣，白银婷，罗朝龙 . 响度梯度训练法矫治听障儿童响度低下障碍的个案研究 [J]. 中国听力语言康复科学杂志，2010（4）：63–65.

响度的训练时，可以选用数字由小到大的递增概念进行增加响度的练习，根据患者能力，确定选取数字的量。超人随着发声过程中响度的上升而向上飞，直至抵达目标响度所在的苹果处。

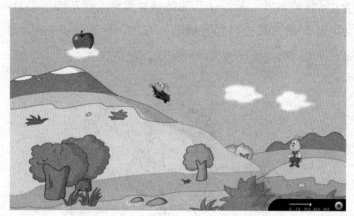

视频

响度梯度训练法结合
响度实时反馈训练

图 3-1-38 响度梯度训练法结合响度实时反馈训练（响度训练）示意图

也可结合实时视听反馈设备进行幅度模式下的响度梯度法训练，如图 3-1-39 所示，选用不包括塞音的词语或短句进行发音（避免硬起音现象的出现）。每发一个多音节词时，逐渐增加响度。可以利用动物数量的增加来练习，响度随着数量的增多而增加，如"一匹马、两匹马、三匹马"。观察幅度线随响度增加呈阶梯状上升，帮助患者控制自己的响度。

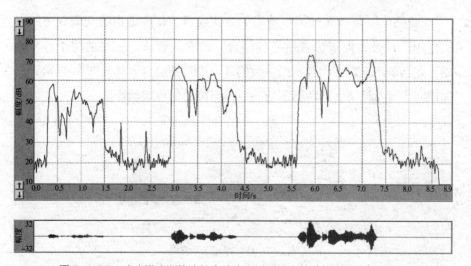

图 3-1-39 响度梯度训练法结合响度实时反馈训练（幅度模式）示意图

10. 咀嚼法

"咀嚼法"是指通过做夸张的咀嚼动作，并在做动作的同时柔和发音，以放松发声和构音器官，从而改善发声音质的方法，主要适用于发声和构音器官过于紧张的患者，是治疗功能性嗓音疾病（长期用声不当所造成的发声功能亢进）"最为轻松自然"的一种方法，详见图3-1-40，具体训练步骤参见《言语矫治手册——发声障碍的促进治疗》。

视 频

咀嚼法

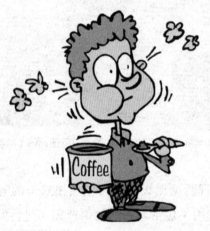

图 3-1-40 咀嚼法（咀嚼时发音）示意图

11. 哼鸣法

"哼鸣法"是指通过闭嘴哼鸣的方式发音，使声道内的气流在哼鸣时反作用于声带，促进患者声带的闭合，改善其音质，主要适用于音质障碍，尤其适用于声带闭合不全导致的音质障碍的患者，详见图3-1-41，具体训练步骤参见《言语矫治手册——发声障碍的促进治疗》。

视 频

哼鸣法

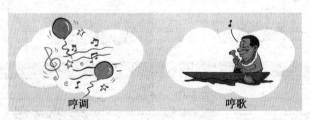

哼调   哼歌

图 3-1-41 哼鸣法示意图

12. 气泡式发音法

"气泡式发音法"是指通过柔和的气泡式发音，使患者的声带得到放松，声带振动更为均匀而且富有规律性，同时使声带内收能力增强，从而改善患者嗓音音质。主要适用于音质障碍，尤其适用于声带闭合不全导致的音质障碍的患者。详见图 3-1-42，具体训练步骤参见《言语矫治手册——发声障碍的促进治疗》。

视 频

气泡式发音法

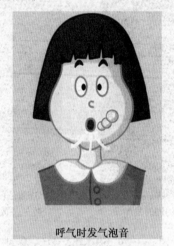

呼气时发气泡音

图 3-1-42　气泡式发音法示意图

13. 半吞咽法

"半吞咽法"是指在吞咽进行到一半时用较低的音调大声地发"bo——m"音，产生的气流在声道内反作用于声带，以提高声带闭合的能力。主要适用于嗓音音质异常，尤其是声带闭合不全导致的嗓音音质异常的患者，详见图 3-1-43，具体训练步骤参见《言语矫治手册——发声障碍的促进治疗》。

视 频

半吞咽法

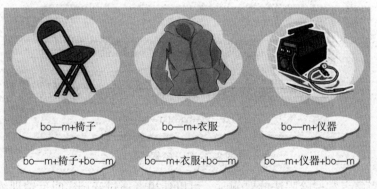

bo—m+椅子　　bo—m+衣服　　bo—m+仪器

bo—m+椅子+bo—m　　bo—m+衣服+bo—m　　bo—m+仪器+bo—m

图 3-1-43　半吞咽法示意图

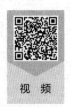

14. 吸入式发音法

"吸入式发音法"是指通过在吸气的时候发音来帮助患者重新使用真声带进行发音。主要适用于嗓音音质异常，尤其适用于功能性失音症和室带发声的患者，详见图 3-1-44，具体训练步骤参见《言语矫治手册——发声障碍的促进治疗》。

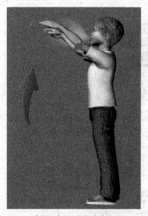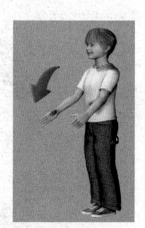

倒吸气的同时发/i/　　　　　　呼气并放下双臂

图 3-1-44　吸入式发音法示意图

15. 吟唱法

"吟唱法"是指用类似唱歌的形式，流畅连贯地说话，使音调响度变化较小，声带振动舒适规律，从而改善音质。主要适用于嗓音音质异常的患者，详见图 3-1-45，具体训练步骤参见《言语矫治手册——发声障碍的促进治疗》。

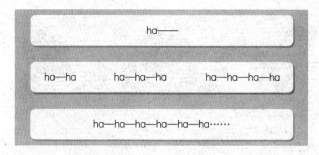

图 3-1-45　吟唱法

当患者掌握吟唱法的要领时，可以让患者通过音调实时反馈训练与吟唱法相结合的方式进行训练，如图 3-1-46 所示，可以让患者吟唱发一个单音节词如"花"，用单一的音调连贯发音，并适当延长韵母部分的发音时间。然后，患者连续发该单音节词，一口气重复发音，如"花—花—花"一口气发尽可能多的音，如"花—花—花—花—花—花……"，发的音越多，时间越长，小蜜蜂往前飞得越远，离花越近。

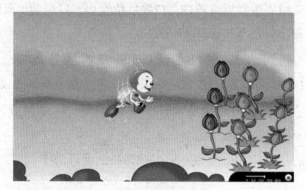

图 3-1-46　吟唱法结合声时实时反馈训练（最长声时游戏）示意图

也可以结合实时视听反馈设备进行基频模式下的吟唱法训练，如图 3-1-47 所示，用吟唱法发一个双音节词如"蛤蟆"，用单一的音调连贯发音，并延长后一个字的韵母部分。一口气重复发尽可能多的音，如"蛤蟆—蛤蟆—蛤蟆—蛤蟆—蛤蟆……"。观察基频曲线，维持基频曲线的稳定，基频上下起伏幅度在一个相对较小的范围内，帮助患者稳定声带振动的规律，改善其音质。

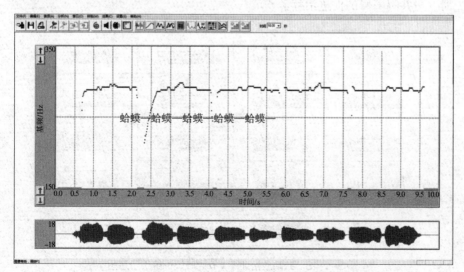

视　频

吟唱法结合声时
实时反馈训练

图 3-1-47　吟唱法结合声时实时反馈训练（基频模式）示意图

五、共鸣功能的康复治疗

（一）共鸣功能康复治疗工具

言语嗓音障碍康复训练项目：口腔后位聚焦、口腔前位聚焦、口腔共鸣失调、鼻音功能亢进、鼻音功能低下。

测量工具：言语障碍康复设备（医疗器械分类目录 19 01 04）、Dr.Speech-S1 言语障碍测量仪、Dr.Speech-S5 鼻音测量与训练仪，或其他。

康复工具：康复云—康复课件—言语康复—言语嗓音训练（www.kangfuyun.com），或其他。

康复手册：《言语矫治手册——共鸣障碍的促进治疗》。

（二）共鸣功能的康复治疗内容

1. 共鸣放松训练

视 频

共鸣放松训练

"共鸣放松训练"是指通过完成一些夸张的动作或发一些特定的音，使共鸣肌群进行紧张与松弛的交替运动，从而促进共鸣肌群之间的协调与平衡，为形成良好的共鸣奠定基础，其内容主要包括口腔放松训练和鼻腔放松训练两个部分，详见图3-1-48，具体训练步骤参见《言语矫治手册——共鸣障碍的促进治疗》。

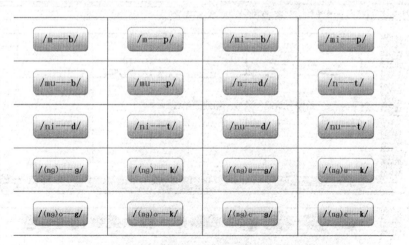

图 3-1-48　共鸣放松训练（软腭哼鸣训练）示意图

2. 后位音法

"后位音法"是指通过发一些发音部位靠后的音来体会发音时舌位靠后的感觉，帮助减少发音时舌位靠前的现象，从而达到治疗前位聚焦的目的，主要适用于前位聚焦的患者。详见图 3-1-49，具体训练步骤参见《言语矫治手册——共鸣障碍的促进治疗》。

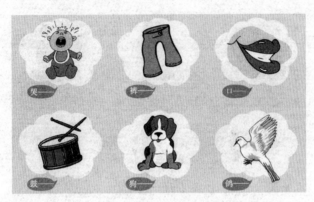

图 3-1-49　后位音法

可以结合实时视听反馈设备进行共振峰（LPC）模式下的后位音法训练，如图 3-1-50 所示，当患者发含声母 k、g 加韵母 u、ou、e 构成的单音节词，如"哭"时，若患者存在前位聚焦，舌位靠前，观察共振峰曲线，/u/ 的第二共振峰频率会在 LPC 谱中靠后的部分出现（见图 3-1-50 A），正常情况下 /u/ 的第二共振峰频率所处位置在 LPC 谱靠前的部分，大约 600～700 Hz 处（见图 3-1-50 B）；然后让患者观察共振峰实时反馈的曲线逐渐调整舌位，将舌向后运动进行发音，整个过程中，舌位越靠后，/u/ 的第二共振峰频率所处位置越靠前。帮助患者通过共振峰实时反馈训练调整自己发后位音时的舌位，体会舌位靠后的感觉，改善患者前位聚焦的问题。

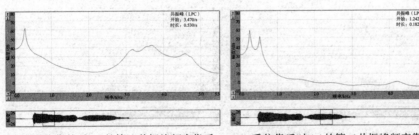

视　频

后位音法结合
LPC 模式训练

A. 舌位靠前时 /u/ 的第二共振峰频率靠后　　B. 舌位靠后时 /u/ 的第二共振峰频率靠前

图 3-1-50　后位音法结合声时实时反馈训练（共振峰 LPC 模式）示意图

3. 前位音法

"前位音法"是指通过让患者发一些发音部位靠前的音来体会发音时舌位靠前的感觉，帮助其减少发音时舌位靠后的现象，从而达到治疗后位聚焦的目的，这个训练方法主要适用于后位聚焦的患者。详见图 3-1-51，具体训练步骤参见《言语矫治手册——共鸣障碍的促进治疗》。

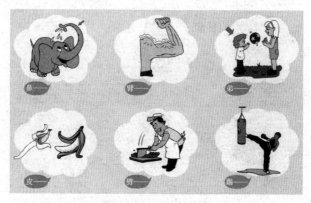

图 3-1-51　前位音法

可以结合实时视听反馈设备进行共振峰（LPC）模式下的前位音法训练，如图 3-1-52 所示，当患者发含声母 p、b、t 加韵母 /i/ 构成的单音节词，如"踢"时，若患者存在后位聚焦，舌位靠后，观察共振峰曲线，/i/ 的第二共振峰频率会在 LPC 谱中靠前的部分出现（见图 3-1-52 A），正常情况下 /i/ 的第二共振峰频率所处位置在 LPC 谱靠后的部分，大约 2 000 Hz ~ 3 000 Hz 处（见图 3-1-52 B）；然后让患者观察共振峰实时反馈的曲线逐渐调整舌位，将舌向前运动进行发音，整个过程中，舌位越靠前，/i/ 的第二共振峰频率所处位置越靠后。帮助患者通过共振峰实时反馈训练调整自己发前位音时的舌位，体会舌位靠前的感觉，改善患者后位聚焦的问题。

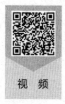

视　频

前位音法结合
LPC 模式训练

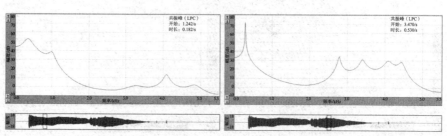

A. 舌位靠后时 /i/ 的第二共振峰频率靠前　　B. 舌位靠前时 /i/ 的第二共振峰频率靠后
图 3-1-52　前位音法结合声时实时反馈训练（共振峰 LPC 模式）示意图

4. 伸舌法

"伸舌法"是指通过让患者将舌伸出口外用高音调发前位音的方法，扩张口咽腔，引导其体会发音时口咽腔放松的感觉，从而治疗患者因咽腔和喉部过于紧张而导致的喉位聚焦和后位聚焦。[①] 详见图 3-1-53，具体训练步骤参见《言语矫治手册——共鸣障碍的促进治疗》。

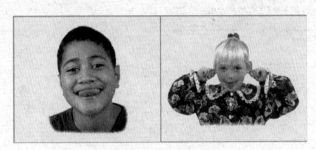

图 3-1-53 伸舌法示意图

5. 口腔共鸣法

"口腔共鸣法"是指在咽腔打开、放松，同时舌放松，舌尖抵住下切牙的状态下，发 /ha/ 音；在咽腔缩紧，舌收缩成束状，下颌张开度减小的状态下，发 /hu/ 音；或者发一些包含不同舌位变化的词语和短句，帮助患者体会口腔共鸣的感觉，从而建立有效的口腔共鸣，提高口腔共鸣能力。这种矫治方法主要适用于鼻音功能亢进患者，详见图 3-1-54，具体训练步骤参见《言语矫治手册——共鸣障碍的促进治疗》。

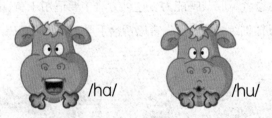

图 3-1-54 口腔共鸣法

[①] 黄昭鸣. 言语矫治实用方法（Ⅴ）发声运动——鼻音/边音刺激、伸舌法 /i/[J]. 中国听力语言康复科学杂志，2007（6）：69-71.

可以结合实时视听反馈设备进行基频模式下的口腔共鸣法训练，如图 3-1-55 所示，当患者模仿风声，用升调来发高元音 /u/，以体会韵母共鸣和音调的变化，观察基频曲线，感受音调下降时的口腔共鸣；然后可以练习发高元音 /i/、/u/、/ü/，以在腭咽闭合较好的情况下感受较强的口腔共鸣，帮助患者进行口腔共鸣的感知。

视频

口腔共鸣法结合
音调实时反馈训练

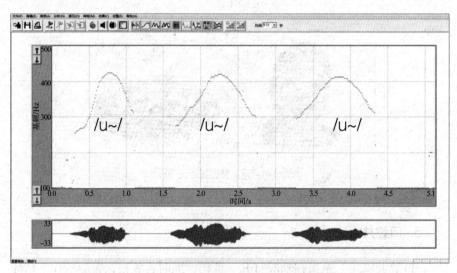

图 3-1-55　口腔共鸣法结合音调实时反馈训练（基频模式）示意图

6. 鼻腔共鸣法

视频

鼻腔共鸣法

鼻腔共鸣是指悬雍垂下降，声波进入鼻腔后所产生的共鸣效果。"鼻腔共鸣法"是指通过发鼻音，帮助患者体会鼻腔共鸣的感觉，从而建立有效的鼻腔共鸣，提高患者鼻腔共鸣能力。这种方法主要适用于鼻音功能低下，详见图 3-1-56，具体训练步骤参见《言语矫治手册——共鸣障碍的促进治疗》。

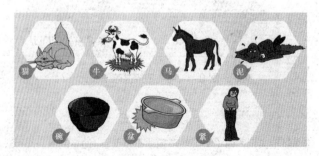

图 3-1-56　鼻腔共鸣法

7. 鼻音 / 边音刺激法

视频

鼻音 / 边音刺激

"鼻音 / 边音刺激法"是指通过交替发鼻音和边音，来促进鼻腔和喉腔间共鸣的转换，以帮助患者获得良好的共鸣音质。这种方法主要适用于共鸣音质异常的患者，详见图 3-1-57，具体训练步骤参见《言语矫治手册——共鸣障碍的促进治疗》。

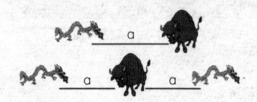

图 3-1-57　鼻音 / 边音刺激法

8. U 声道法

视频

U 声道法

"U 声道法"是指通过发 /u/，使整个声道通畅，同时体会胸音与头音之间的转换过程中不同共鸣腔振动的变化，从而获得良好的共鸣效果。这种方法主要适用于治疗共鸣音质障碍的患者，详见图 3-1-58，具体训练步骤参见《言语矫治手册——共鸣障碍的促进治疗》。

从头音转换到胸音发 u——

图 3-1-58　U 声道法

9. 头腔共鸣法

视频

头腔共鸣法

"头腔共鸣法"是指通过以高音调持续发鼻音的方式，使声波在头腔产生共鸣，帮助患者体会头腔共鸣的感觉，从而建立有效的头腔共鸣。这种方法主要适用于共鸣音质异常，也适用于喉位聚焦的患者。详见图 3-1-59，具体训练步骤参见《言语矫治手册——共鸣障碍的促进治疗》。

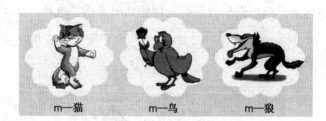

m—猫　　m—鸟　　m—狼

图 3-1-59　头腔共鸣法

视　频

胸腔共鸣法

10. 胸腔共鸣法

"胸腔共鸣法"是指通过低音调持续发音，使声波在胸腔产生共鸣，帮助患者体会胸腔共鸣的感觉，从而建立有效的胸腔共鸣。这种方法主要适用于共鸣音质异常的患者。详见图 3-1-60，具体训练步骤参见《言语矫治手册——共鸣障碍的促进治疗》。

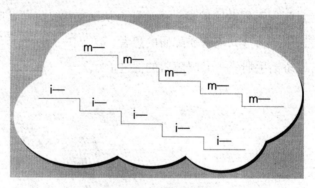

图 3-1-60　胸腔共鸣法

言语嗓音治疗的短期目标监控

　　嗓音功能障碍的康复不是一蹴而就的，需要循序渐进，并且勤加练习，方能取得良好的治疗效果。患者的功能障碍情况可能在每次治疗后改善缓慢，难以通过一次或两次治疗看到明显的疗效，因此短期目标监控就显得尤为重要了。短期目标监控是对患者一段治疗时间内的言语嗓音功能各项参数监控结果的汇总，能让治疗师、患者和家属直观地看到患者这几次训练的成效，区别于实时监控，短期目标监控的结果需进行 ICF 损伤程度的转换，能更直观地体现患者功能损伤在一至两周内的改善情况。本节主要围绕在 ICF 框架下如何进行言语嗓音治疗的短期监控来展开。针对 ICF 框架下每一项可实施短期目标监控的项目，从测量工具、测量方法、测量步骤、临床含义等方面进行详述，并以具体案例的形式示范如何填写短期目标监控表。

一、ICF 言语嗓音治疗短期目标监控表

　　按照治疗计划实施治疗后，根据患者能力每隔一到两周进行一次短期目标监控，通过 ICF 限定值以监控训练目标的完成情况，若时间充分，每次短期目标监控可完整地进行一次 ICF 言语嗓音功能评估。

表 3-2-1　ICF 言语嗓音治疗短期目标监控表

医院 / 康复机构 / 特殊教育学校 / 资源中心
患者信息
姓名：_____　　出生日期：_____　　性别：□ 男 □ 女 检查者：_____　　首评日期：_____　　编号：_____ 类型：□ 智障____ □ 听障____ □ 脑瘫____ □ 孤独症____ □ 发育迟缓____ 　　　□ 失语症_____ □ 神经性言语障碍（构音障碍）_____ 　　　□ 言语失用症_____ □ 其他_____

续表

身体功能，即人体系统的生理功能损伤程度			无损伤	轻度损伤	中度损伤	重度损伤	完全损伤	未特指	不适用
			0	1	2	3	4	8	9
b3100	嗓音产生	最长声时（MPT）	☐	☐	☐	☐	☐	☐	☐
		最大数数能力（cMCA）	☐	☐	☐	☐	☐	☐	☐
		言语基频（F_0）	☐	☐	☐	☐	☐	☐	☐
		基频震颤（F_0t）	☐	☐	☐	☐	☐	☐	☐
		频段能量集中率（Ec）	☐	☐	☐	☐	☐	☐	☐
		声带接触率（CQ）	☐	☐	☐	☐	☐	☐	☐
		接触率微扰（CQP）	☐	☐	☐	☐	☐	☐	☐
b3101	嗓音音质	基频微扰（Jitter）（粗糙声）	☐	☐	☐	☐	☐	☐	☐
		声门噪声（NNE）（气息声）	☐	☐	☐	☐	☐	☐	☐
		幅度微扰（Shimmer）（嘶哑声）	☐	☐	☐	☐	☐	☐	☐
		共振峰频率（$F_2/i/$）（后位聚焦）	☐	☐	☐	☐	☐	☐	☐
		共振峰频率（$F_2/u/$）（前位聚焦）	☐	☐	☐	☐	☐	☐	☐
		共振峰频率扰动（F_2f）	☐	☐	☐	☐	☐	☐	☐
		鼻流量（NL）	☐	☐	☐	☐	☐	☐	☐
		鼻口共鸣比（NOR）	☐	☐	☐	☐	☐	☐	☐

1. 呼吸功能测量项目：最长声时（MPT），最大数数能力（cMCA）

测量工具：言语障碍测量设备（医疗器械分类目录 07 09 05），Dr.Speech-S1 言语障碍测量仪，或其他。

表 3-2-2　呼吸功能测量

日期	第1次测MPT	第2次测MPT	MPT（取较大值）	MPT状况（偏小/正常）	MPT最小要求	相对年龄	实际年龄	是否腹式呼吸	损伤程度	
									初始值	
									目标值	
									最终值	
日期	第1次测cMCA	第2次测cMCA	cMCA（取较大值）	cMCA状况（偏小/正常）	cMCA最小要求	相对年龄	实际年龄	呼吸和发声是否协调	损伤程度	
									初始值	
									目标值	
									最终值	

2. 发声功能测量项目：言语基频（F_0）

测量工具：言语障碍测量设备（医疗器械分类目录 07 09 05），Dr.Speech-S1 言语障碍测量仪，或其他。

表 3-2-3　发声功能测量

日期	言语基频（F_0）	F_0状况（偏小/正常/偏大）	F_0标准差（F_0SD）	F_0SD状况（偏小/正常/偏大）	相对年龄	实际年龄	是否音调正常	损伤程度	
								初始值	
								目标值	
								最终值	

3. 喉功能声学测量项目：基频微扰，幅度微扰，声门噪声，频段能量集中率，基频震颤

测量工具：嗓音功能检测设备（医疗器械分类目录07 09 05），Dr.Voice-V1嗓音功能检测仪，或其他。

表3-2-4　喉功能声学测量

日期	尽可能响地发 /æ/ 音，类似英文发音			听感评估		
	嗓音基频（Vocal F_0）	嗓音基频标准差（Vocal F_0SD）	频段能量集中率（Ec）	是否嗓音滥用	损伤程度	
					初始值	
					目标值	
					最终值	

日期	基频微扰（Jitter）	幅度微扰（Shimmer）	声门噪声（NNE）	听感评估			
				是否嗓音漏气	损伤程度		
					Jit	Shim	NNE
					初始值		
					目标值		
					最终值		

日期	嘶哑声（G）	粗糙声（R）	气息声（B）	是否嗓音粗糙	损伤程度	
					初始值	
					目标值	

续表

日期	嘶哑声（G）	粗糙声（R）	气息声（B）	是否嗓音粗糙	损伤程度	
					最终值	

日期	基频震颤（F_0t）		幅度震颤（A_0T）	是否喉腔共鸣失调	损伤程度	
					初始值	
					目标值	
					最终值	

4. 喉功能电声门图测量项目：声带接触率（CQ），声带接触率微扰（CQP）

测量工具：电声门图仪（医疗器械分类目录 07 05 02），EGG-4，或其他。

表 3-2-5　喉功能电声门图测量

日期	尽可能响地发 /æ/ 音，类似英文发音			听感评估		
	声带接触率（CQ）	声带接触幂（CI）	声门闭合程度	是否挤压喉咙	损伤程度	
					初始值	
					目标值	
					最终值	

续表

日期	声带接触率微扰（CQP）	声带接触幂微扰（CIP）	声带振动规律性	是否声带振动失调	损伤程度	
					初始值	
					目标值	
					最终值	

5. 口腔共鸣功能测量项目：/i/ 的第二共振峰（F_2），/u/ 的第二共振峰（F_2），共振峰频率扰动（F_2f）

测量工具：言语障碍测量设备（医疗器械分类目录 07 09 05），Dr.Speech-S1 言语障碍测量仪，或其他。

表 3-2-6   口腔共鸣功能测量

日期	询问发 /i/ 时是否存在后位聚焦，如是进入测试	共振峰频率（F_2/i/）	共振峰幅度（A_2/i/）	听感评估		
				是否后位聚焦，程度是否严重	损伤程度	
					初始值	
					目标值	
					最终值	
日期	询问发 /u/ 时是否存在前位聚焦，如是进入测试	共振峰频率（F_2/u/）	共振峰幅度（A_2/u/）	是否前位聚焦，程度是否严重	损伤程度	
					初始值	
					目标值	

续表

日期	询问发 /u/ 时是否存在前位聚焦，如是进入测试	共振峰频率（F₂/u/）	共振峰幅度（A₂/u/）	是否前位聚焦，程度是否严重	损伤程度	
					最终值	

日期	共振峰频率扰动（F₂f/i/）	共振峰幅度扰动（A₂f/i/）	是否刺耳，程度是否严重	损伤程度	
				初始值	
				目标值	
				最终值	

6. 鼻腔共鸣功能测量项目：鼻流量（NL），鼻口共鸣比（NOR）

测量工具：言语障碍测量设备（医疗器械分类目录 07 09 05），Dr.Speech-S5，或其他。

表 3-2-7　鼻腔共鸣功能测量（1）

日期	发 /a/ 时是否存在鼻腔共鸣，如是进入测试	鼻流量（NL）	鼻口共鸣比（NOR）	听感评估			
				是否亢进，程度是否严重	损伤程度		
						NL	NOR
					初始值		
					目标值		
					最终值		

注：如患者为功能亢进，语料选择"我和爸爸吃西瓜"。

表 3-2-8   鼻腔共鸣功能测量（2）

日期	发 /m/ 时是否存在鼻腔共鸣不足，如是进入测试	鼻流量（NL）	鼻口共鸣比（NOR）	听感评估			
				是否低下，程度是否严重	损伤程度		
						NL	NOR
				初始值			
				目标值			
				最终值			

注：如患者为功能低下，语料选择"妈妈你忙吗？"。

二、短期目标监控及临床意义

（一）呼吸功能短期目标监控及临床意义

1. 最长声时的短期目标监控及临床意义

（1）测量工具。

言语障碍测量设备（医疗器械分类目录 07 09 05），Dr.Speech-S1 言语障碍测量仪，或其他。

（2）测量方法。

在进行最长声时的测试时，如果仅需获得粗略的测量结果，可以用一块秒表或手表进行。如果想获得精确的测量结果，则需要使用言语障碍测量仪进行测量，将结果填入表 3-2-9 所示的最长声时测量记录表。

（3）测量步骤。

① 被测试者先深吸气，然后尽可能长地发单韵母 /ɑ/ 音，记录发声时间。最长声时的测量要求是：a. 发声时间尽可能长；b. 气息均匀；c. 响

度均匀；d. 音调必须在正确的频率范围之内。[①] 只有在满足这些条件下的测量，才能获得正确的结果。

② 以同样的测试方法再测试一次，并记录发声时间。

③ 从两次记录中选择一个满足测试条件且较大的测试数值作为最长声时的最终测量结果，将结果填入如表 3-2-9 所示的最长声时测量记录表。

④ 将最长声时的测量结果输入 ICF 转换器，判断被测试者的最长声时的损伤程度、相对年龄等。

（4）临床意义。

通过上述测量，如果最长声时没有达到无损伤程度，则可能存在以下几种呼吸异常。

① 呼吸方式异常（如：胸式呼吸）。

② 呼吸支持不足（呼吸功能减弱，例如：肺活量下降）。

③ 嗓音功能异常（如：声门闭合控制能力减弱）。进一步看 s/z 比、CQ 和声门关闭程度。

④ 呼吸和发声运动不协调（如：吸气时发音）。进一步看 MCA。

⑤ 起音方式异常（如：硬起音或软起音）。进一步看硬起音（Jitter，CQ）或软起音（NNE，CQ）。

（5）最长声时的测量及短期目标监控填表示例。

以一名 8 岁男童汪 ×× 的短期目标监控为例。如表 3-2-9 所示，患者汪 ×× 是一名 8 岁男童，图 3-2-1 是该患者最长声时测量的声波、基频和幅度曲线。患者第一次测量的最长声时为 3.4 s，第二次为 3.7 s，取其中的较大值，则该患者的最长声时测量结果为 3.7 s，根据表 3-2-9 可以得知，8 岁男孩最长声时的最小要求为 8.6 s，因此该男孩的最长声时未达到同性别、同年龄儿童的正常水平，相对年龄为 4 岁，损伤程度为 3 级，属于重度损伤。

① 王衍龙，黄昭鸣，万萍 . 最长声时测量在聋儿言语呼吸中的指导意义 [J]. 中国听力语言康复科学杂志，2004（3）：10-13.

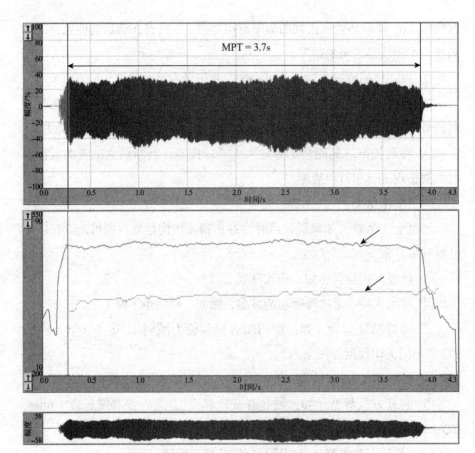

图 3-2-1　汪 × × 的最长声时的测量

表 3-2-9　汪 × × 最长声时的短期目标监控（单位：s）

日期	第1次测MPT	第2次测MPT	MPT（取较大值）	MPT状况（偏小/正常）	MPT最小要求	相对年龄	实际年龄	是否腹式呼吸	损伤程度	
2018年9月1日	3.4 s	3.7 s	3.7 s	偏小	8.6 s	4岁	8岁	是	初始值	3
									目标值	1
									最终值	

注：深吸气后，尽可能长地发 /ɑ/ 音，共测两次，取其中较大值即为最长声时。

2. 最大数数能力的短期目标监控及临床意义

（1）测量工具。

言语障碍测量设备（医疗器械分类目录 07 09 05），Dr.Speech-S1 言语障碍测量仪，或其他。

（2）测量方法。

在进行最大数数能力的测试时，如果仅需获得粗略的测量结果，可以用一只秒表或手表进行。如果想获得精确的测量结果，则需要使用言语障碍测量仪进行测量，结果填入如表 3-2-10 所示的最大数数能力测量记录表。

（3）测量步骤。

① 被测试者先深吸气，呼气时开始连续数数 1 或 5，记录数数时间。最大数数能力的测量要求：a. 一口气连续数数；b. 数数时速度均匀；c. 基频和幅度变化连贯；d. 数数时间尽可能长。

② 以同样的测试方法再测试一次，并记录发声时间。

③ 从两次记录中选择一个满足测试条件且较大的测试数值作为最大数数能力的最终测量结果，将测量结果填入如表 3-2-10 所示的最大数数能力测量记录表。

④ 将最大数数能力的测量结果输入 ICF 转换器，判断被测试者的最大数数能力的损伤程度、相对年龄等。

（4）临床意义。

通过上述测量，如果患者的最大数数能力没有达到无损伤程度，则表示患者可能存在一定程度的呼吸与发声功能不协调。

（5）最大数数能力的测量及短期目标监控填表示例。

以一名 8 岁女童卓 ×× 的短期目标监控为例。如表 3-2-10 所示，患者卓 ×× 是一名 8 岁女童，图 3-2-2 是该患者最大数数能力测量的声波、基频和幅度曲线。患者第一次测量的最大数数能力为 3.1 s，第二次为 3.3 s，取其中的较大值，则该患者的最大数数能力测量结果为 3.3 s，根据表 3-2-10 可以得知，8 岁女孩最大数数能力的最小要求为 7.8 s，因此该女孩的最大数数能力未达到同性别、同年龄儿童的正常水平，相对年龄为 4 岁，损伤程度为 3 级，属于重度损伤。

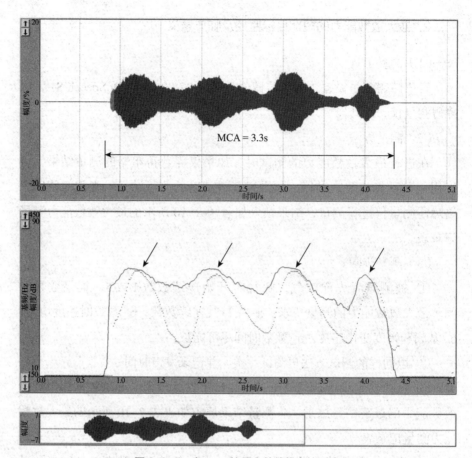

图 3-2-2   卓 ×× 的最大数数能力的测量

表 3-2-10   卓 ×× 的最大数数能力的短期目标监控

日期	第1次测cMCA	第2次测cMCA	cMCA（取较大值）	cMCA状况（偏小/正常）	cMCA最小要求	相对年龄	实际年龄	是否腹式呼吸	损伤程度	
2018年3月2日	3.1 s	3.3 s	3.3 s	偏小	7.8 s	4 岁	8 岁	不协调	初始值	3
									目标值	1
									最终值	

注：深吸气后，持续说"1"或"5"的最长时间，共测两次，取其中的较大值即为最大数数能力。

（二）发声功能短期目标监控及临床意义

1. 言语基频的短期目标监控及临床意义

（1）测量工具。

言语障碍测量设备（医疗器械分类目录 07 09 05），Dr.Speech-S1 言语障碍测量仪，或其他。

（2）测量方法。

在进行言语基频、言语基频标准差的测量时，如果仅需获得粗略的测量结果，可以用钢琴进行，治疗师给出某一性别和年龄段的正常人的音调。例如，学龄前儿童的自然音调落在 e1（330 Hz）的附近。如果想获得精确的测量结果，则需要使用"言语障碍测量仪"进行测量，主要通过交谈的方式来完成，比较常用的方法是要求患者回答"姓名及年龄"等问题完成测量，结果填入表 3-2-11 所示的言语基频测量记录表。

（3）测量步骤。

① 评估者询问被测试者的"姓名及年龄"，让患者进行回答，若患者无法完成交谈的过程，可以采用备选测试，阅读或跟读"妈妈爱宝宝，宝宝爱妈妈"。[1]

② 记录下患者的声波文件，并对声波和声波的基频特征进行分析，将结果填入表 3-2-11 所示的言语基频测量的记录表。

③ 将言语基频的测量结果输入 ICF 转换器，判断被测试者的言语基频的损伤程度、相对年龄等。

（4）临床意义。

通过上述测量，如果言语基频没有达到无损伤程度，则可能存在以下几种音调异常。

① 如果测得的言语基频值高于无损伤程度的上限值，说明患者存在音调过高的问题。

② 如果测得的言语基频值低于无损伤程度的下限值，说明患者存在音调过低的问题。

---

[1] 黄昭鸣，杜晓新，蔡红霞. 平均言语基频常模的制订及其相关研究 [J]. 中国听力语言康复科学杂志，2005（2）：26-30.

③ 如果测得的基频标准差大于 35 Hz，提示存在音调变化过大的可能。

④ 如果测得的基频标准差小于 20 Hz，提示存在音调变化过小的可能。

⑤ 对于成人而言，音调过高往往使得男性的声音听起来像女性的声音。而如果女性的音调过高，则会使她的声音听起来不够严肃和庄重。无论是男性还是女性，其音调高于或低于正常水平都会使发声系统过于紧张，从而影响其言语的可懂度。

（5）言语基频的测量及短期目标监控填表示例。

① 高音调障碍的短期目标监控填表示例。

以一名 9 岁女童沈 ×× 的短期目标监控为例。如表 4-2-11 所示，患者沈 ×× 是 9 岁女孩，图 3-2-3 是该患者交谈时言语基频测量的声波和基频曲线。经测算，患者交谈时的言语基频为 310 Hz，言语基频标准差为 60 Hz，根据 ICF 转化器得出，该患者的言语基频偏高，言语基频变化偏大，言语基频相对年龄为 7 岁，未达到同性别、同年龄儿童的正常水平，损伤程度为 1 级，轻度损伤。

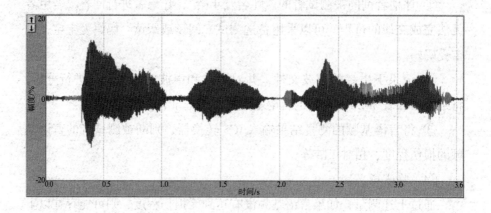

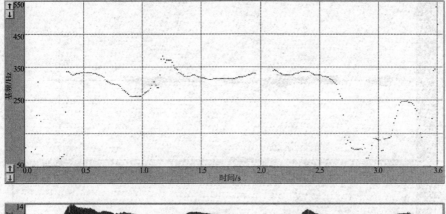

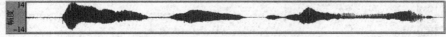

图 3-2-3　沈 ×× 的言语基频的测量

表 3-2-11　沈 ×× 的言语基频的短期目标监控

日期	言语基频（F₀）	F₀ 状况（偏小/正常/偏大）	F₀ 标准差（F₀SD）	F₀SD 状况（偏小/正常/偏大）	相对年龄	实际年龄	是否音调正常	损伤程度	
2018 年 3 月 3 日	310 Hz	↑	60 Hz	偏大	7 岁	9 岁	高音调	初始值	1
								目标值	0
								最终值	

注：备选测试：阅读或跟读时的言语基频（Hz），阅读或跟读"妈妈爱宝宝，宝宝爱妈妈"。
　　标准测试：交谈时的言语基频（Hz），询问"姓名及年龄"等。
　　言语基频标准差 F₀SD：F₀SD <20 Hz 偏小、正常、F₀SD >35 Hz 偏大。
　　损伤程度一栏填写"平均言语基频 F₀"的初始值、目标值以及最终值。

　　② 低音调障碍的短期目标监控填表示例。

　　以一名 4 岁女童鲍 ×× 的短期目标监控为例。如表 3-2-12 所示，患者鲍 ×× 是 4 岁女孩，图 3-2-4 是该患者交谈时言语基频测量数据的统计报告。经测算，患者交谈时的言语基频为 273 Hz，言语基频标准差为 30 Hz，根据 ICF 转化器得出，该患者的言语基频偏低，言语基频相对年龄为 6 岁，未达到同性别、同年龄儿童的正常水平，损伤程度为 2 级，中度损伤。

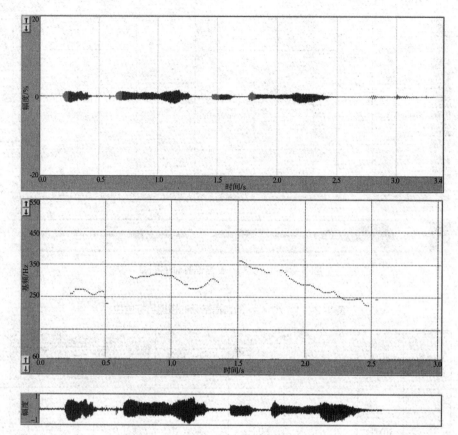

图 3-2-4　鲍 × × 的言语基频的测量

表 3-2-12　鲍 × × 的言语基频的短期目标监控

日期	言语基频（F_0）	F_0 状况（偏小/正常/偏大）	F_0 标准差（F_0SD）	F_0SD 状况（偏小/正常/偏大）	相对年龄	实际年龄	是否音调正常	损伤程度	
2018 年 5 月 3 日	273 Hz	偏小	30 Hz	正常	6 岁	4 岁	低音调	初始值	2
								目标值	0
								最终值	

注：备选测试：阅读或跟读时的言语基频（Hz），阅读或跟读"妈妈爱宝宝，宝宝爱妈妈"。
　　标准测试：交谈时的言语基频（Hz），询问"姓名及年龄"等。
　　言语基频标准差 F_0SD：F_0SD <20 Hz 偏小、正常、F_0SD >35 Hz 偏大。
　　损伤程度一栏填写"平均言语基频 F_0"的初始值、目标值以及最终值。

2. 频段能量集中率的短期目标监控及临床意义

（1）测量工具。

嗓音障碍测量设备（医疗器械分类目录 07 09 05），Dr.Voice-V1 嗓音功能检测仪，或其他。

（2）测量方法。

在进行频段能量集中率的测量时，需要使用"嗓音功能检测仪"进行测量，被测试者用舒适的发音方式，对着话筒尽可能响地发 /æ/ 音（类似英文发音），结果填入表 3-2-13 所示的频段能量集中率测量记录表。

（3）测量步骤。

① 被测试者用舒适的发音方式，对着话筒尽可能响地发 /æ/ 音（类似英文发音）。

② 记录下患者的声波文件，并选取声波的稳定段进行分析，将结果填入表 4-2-13 所示的频段能量集中率测量的记录表。

③ 将频段能量集中率的测量结果输入 ICF 转换器，判断被测试者嗓音功能的损伤程度等。

（4）临床意义。

通过上述测量，如果频段能量集中率没有达到无损伤程度，则表示患者可能存在一定程度发声功能亢进或低下。

① 如果测得的频段能量集中率高于无损伤程度的上限值，说明患者存在发声功能亢进的问题。

② 如果测得的频段能量集中率低于无损伤程度的下限值，说明患者存在发声功能低下的问题。

（5）频段能量集中率的测量及短期目标监控填表示例。

以一名 22 岁女性周 ×× 的短期目标监控为例。如表 3-2-13 所示，患者周 ×× 是一位 22 岁女性，图 3-2-5 是该患者嗓音声学测量的嗓音数据统计报告。经声学测量患者的嗓音基频为 259.55 Hz，嗓音基频标准差为 2.67 Hz，频段能量集中率为 12%，根据 ICF 转化器得出，该患者的频段能量集中率偏高，嗓音功能损伤程度为 4 级，完全损伤。

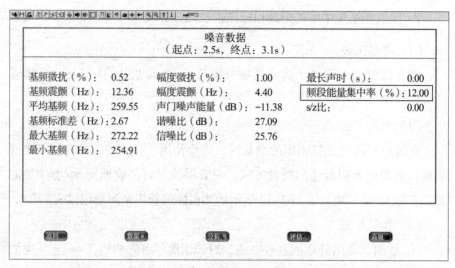

图 3-2-5   周 ×× 的频段能量集中率的测量

表 3-2-13   周 ×× 的频段能量集中率的短期目标监控

日期	尽可能响地发 /æ/ 音，类似英文发音			听感评估		
	嗓音基频（Vocal F₀）	嗓音基频标准差（Vocal F₀SD）	频段能量集中率（Ec）	是否嗓音滥用	损伤程度	
2018 年 8 月 2 日	303 Hz	1.57 Hz	43%	是	初始值	4
					目标值	3
					最终值	

3. 基频微扰（粗糙声）、幅度微扰（嘶哑声）、声门噪声（气息声）的短期目标监控及临床意义

（1）测量工具。

嗓音障碍测量设备（医疗器械分类目录 07 09 05），Dr.Voice-V1 嗓音功能检测仪，或其他。

（2）测量方法。

在进行嗓音质量的测量时，如果仅需获得粗略的测量结果，根据评估者自身对患者嗓音的主观听觉感受及患者自身感受对患者嗓音质量的一般情况进行描述，评估其嗓音音质情况。如果想获得精确的测量结果，则需要使用"嗓音功能检测仪"进行测量，被测试者用舒适的发音方式，对着话筒尽可能响地发 /æ/ 音（类似英文发音）[①]，结果填入如表 4-2-14 所示的嗓音质量评估记录表。

（3）测量步骤。

① 被测试者用舒适的发音方式，对着话筒尽可能响地发 /æ/ 音（类似英文发音）。

② 记录下患者的声波文件，并选取声波的稳定段进行分析，将结果填入如表 3-2-14 所示的嗓音质量评估记录表。

③ 将基频微扰、幅度微扰、声门噪声的测量结果输入 ICF 转换器，判断被测试者嗓音音质的损伤程度等。

（4）临床意义。

通过上述测量，如果参数的测量结果没有达到无损伤程度，则表示患者可能存在一定程度的嗓音音质损伤。

① 如果基频微扰没有达到无损伤程度，则表示患者可能存在一定程度的粗糙声。

② 如果幅度微扰没有达到无损伤程度，则表示患者可能存在一定程度的嘶哑声。

③ 如果声门噪声能量没有达到无损伤程度，则表示患者可能存在一定程度的气息声；可结合声带接触率（CQ）的测量结果判断是否存在声带闭合不全的问题。

（5）基频微扰（粗糙声）、幅度微扰（嘶哑声）、声门噪声（气息声）的测量及短期目标监控填表示例。

以一名 35 岁男性姜 ×× 的短期目标监控为例。如表 3-2-14 所示，患者姜 ×× 是一位 35 岁男性，图 3-2-6 是该患者嗓音声学测量的嗓音质量评估报告。经声学测量患者的嗓音基频为 150 Hz，嗓音基频标准差为 4.07 Hz，基频微扰为 0.55%，幅度微扰为 4.16%，声门噪声为 -4.06 dB。声学分析结果表明，该患者存在轻度的嘶哑声及重度的气息声。根据 ICF

① 黄昭鸣，胡金秀，万勤，等.发声障碍评估的原理及方法 [J].中国听力语言康复科学杂志，2011（2）：64-66.

转化器得出，该患者的基频微扰、幅度微扰及声门噪声均偏大；嗓音音质（粗糙声）损伤程度为 1 级，轻度损伤；嗓音音质（嘶哑声）损伤程度为 2 级，中度损伤；嗓音音质（气息声）损伤程度为 3 级，重度损伤。

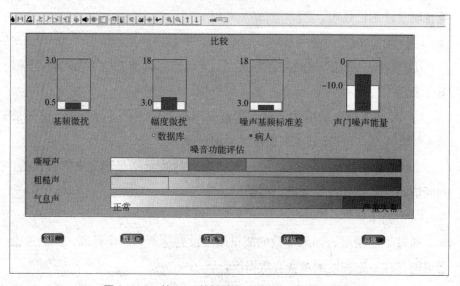

图 3-2-6　姜 ×× 的粗糙声、嘶哑声、气息声测量

表 3-2-14　姜 ×× 的粗糙声、嘶哑声、气息声的短期目标监控

日期	基频微扰（Jitter）	幅度微扰（Shimmer）	声门噪声（NNE）	听感评估是否嗓音漏气	听感评估				
					是否嗓音漏气	损伤程度			
							Jit	Shim	NNE
2018 年 9 月 5 日	0.55%	4.16%	−4.06 dB	是		初始值	1	2	3
						目标值	0	0	1
					最终值				

日期	嘶哑声（G）	粗糙声（R）	气息声（B）	是否嗓音粗糙	
2018 年 9 月 5 日	1	0	3	否	

4. 基频震颤的短期目标监控及临床意义

（1）测量工具。

嗓音障碍测量设备（医疗器械分类目录 07 09 05），Dr.Voice-V1 嗓音功能检测仪，或其他。

（2）测量方法。

在进行基频震颤的测量时，如果仅需获得粗略的测量结果，根据评估者自身对患者嗓音的主观听觉感受及患者自身感受对患者嗓音质量的一般情况进行描述，评估其喉腔共鸣情况。如果想获得精确的测量结果，则需要使用"嗓音功能检测仪"进行测量，被测试者用舒适的发音方式，对着话筒尽可能响地发 /æ/ 音（类似英文发音），结果填入表 3-2-15 所示的基频震颤测量记录表。

（3）测量步骤。

① 被测试者用舒适的发音方式，对着话筒尽可能响地发 /æ/ 音（类似英文发音）。

② 记录下患者的声波文件，并选取声波的稳定段进行分析，将结果填入如表 3-2-15 所示的基频震颤测量记录表。

③ 将基频震颤的测量结果输入 ICF 转换器，判断被测试者喉腔共鸣的损伤程度等。

（4）临床意义。

通过上述测量，如果基频震颤没有达到无损伤程度，则表示患者可能存在一定程度的神经源性损伤导致的嗓音震颤及喉腔共鸣失调的问题。

（5）基频震颤的测量及短期目标监控填表示例。

① 基频震颤过大障碍的短期目标监控填表示例。

以一名 50 岁女性邵×× 的短期目标监控为例。如表 3-2-15 所示，患者邵×× 是一位 50 岁女性，图 3-2-7 是该患者嗓音声学测量的统计报告。经声学测量患者的基频震颤为 14.15 Hz，幅度震颤为 7.72 Hz。根据 ICF 转化器得出，该患者的基频震颤值偏大，嗓音音质损伤程度为 4 级，完全损伤。

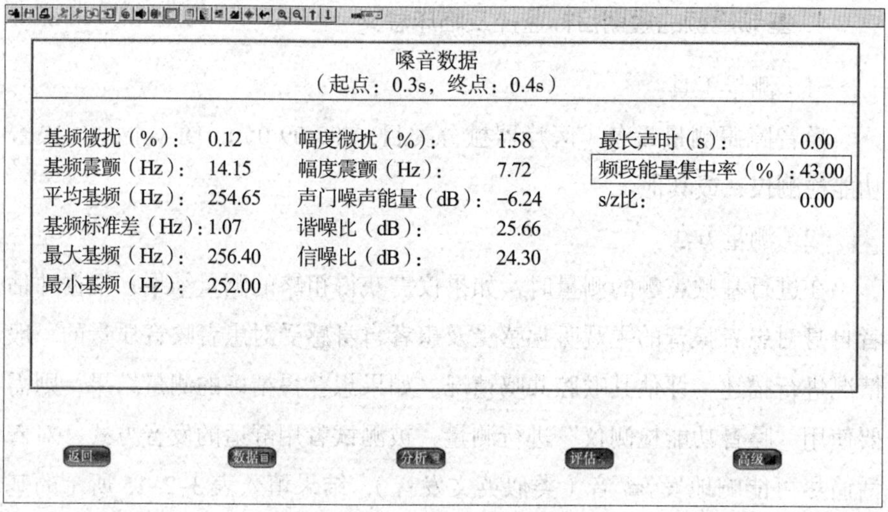

图 3-2-7 邵 × × 的基频震颤测量

表 3-2-15 邵 × × 的基频震颤的短期目标监控

日期	基频震颤（F_0t）	幅度震颤（A_0T）	是否喉腔共鸣失调	损伤程度	
2018 年 2 月 5 日	14.15 Hz	7.72 Hz	失调	初始值	4
				目标值	2
				最终值	

注：嗓音声学测量：用舒适的发音方式，尽可能响地发 /æ/ 音（类似英文发音）。
损伤程度一栏填写"基频震颤"的初始值、目标值以及最终值。

② 基频震颤过低障碍的短期目标监控填表示例。

以一名 10 岁女童许 × × 的短期目标监控为例。如表 3-2-16 所示，患者许 × × 是一位 10 岁女孩，图 3-2-8 是该患者嗓音声学测量的统计报告。经声学测量患者的基频震颤为 1.52 Hz，幅度震颤为 1.43 Hz。根据 ICF 转化器得出，该患者的基频震颤值偏小，嗓音音质损伤程度为 2 级，中度损伤。

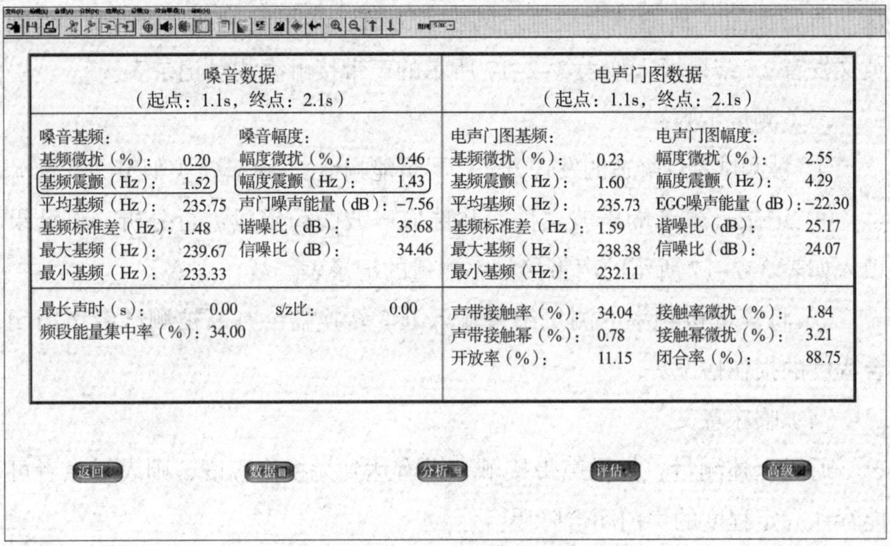

图 3-2-8 许 × × 的基频震颤测量

表 3-2-16 许 × × 的基频震颤的短期目标监控

日期	基频震颤 （F_0t）	幅度震颤 （A_0T）	是否喉腔共鸣失调	损伤程度	
2018 年 8 月 7 日	1.52 Hz	1.43 Hz	失调	初始值	2
				目标值	0
				最终值	

注：嗓音声学测量是用舒适的发音方式，尽可能响地发 /æ/ 音（类似英文发音）。
损伤程度一栏填写"基频震颤"的初始值、目标值以及最终值。

5. 声带接触率（声门关闭程度）的短期目标监控及临床意义

（1）测量工具。

嗓音障碍测量设备（医疗器械分类目录 07 09 05），Dr.Voice-V1 嗓音功能检测仪，或其他。

（2）测量方法。

在进行声带接触率的测量时，需要使用"嗓音功能检测仪与电声门图仪"进行测量，被测试者用舒适的发音方式，尽可能响地发 /æ/ 音（类似英文发音），结果填入如表 3-2-17 所示的声带接触率测量记录表。

（3）测量步骤。

① 被测试者用舒适的发音方式，尽可能响地发 /æ/ 音（类似英文发音）。

② 记录下患者的声波文件，并选取声波的稳定段进行分析，将结果填入如表 3-2-17 所示的声带接触率测量的记录表。

③ 将声带接触率的测量结果输入 ICF 转换器，判断被测试者声门闭合程度的损伤情况等。

（4）临床意义。

通过上述测量，如果声带接触率没有达到无损伤程度，则表示患者可能存在一定程度的声门闭合障碍。

① 如果测得的声带接触率高于无损伤程度的上限值，说明患者存在声门闭合过度的问题，可能存在硬起音。

② 如果测得的声带接触率低于无损伤程度的下限值，说明患者存在声门闭合不全的问题，结合声门噪声的数据可判断患者气息声的严重程度。

③ 嗓音功能评估报告中，声门闭合时间分为 7 个等级，表示了声门的七种闭合状态。其中"0"表示声门闭合正常，"-10"表示声门轻度闭合不全，"-20"表示声门中度闭合不全，"-30"表示声门重度闭合不全，"+10"表示声门轻度闭合过度，"+20"表示声门中度闭合过度，"+30"表示声门重度闭合过度。

（5）声带接触率的测量及短期目标监控填表示例。

① 声门闭合不全障碍的短期目标监控填表示例。

以一名 21 岁男性陈 ×× 的短期目标监控为例。如表 3-2-17 所示，患者陈 ×× 是一位 21 岁男性，左侧声带麻痹，图 3-2-9 是该患者电声门图测量的幅度曲线和嗓音功能评估报告。经电声门图测量患者的声带接触率为 21.1%，声带接触幂为 0.03%，声门关闭程度为声带中度闭合不全。根据 ICF 转化器得出，该患者的声带接触率偏低，嗓音音质损伤程度为 3 级，重度损伤。

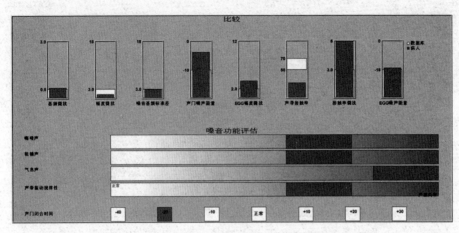

图 3-2-9　陈 ×× 的声带接触率（声门关闭程度）的测量

表 3-2-17　陈 ×× 的声带接触率（声门关闭程度）的短期目标监控

日期	声带接触率（CQ）	声带接触幂（CI）	声门闭合程度	是否挤压喉咙	损伤程度	
2018 年 8 月 7 日	21.1%	0.03%	中度闭合不全	否	初始值	3
					目标值	1
					最终值	

注：电声门图测量是用舒适的发音方式，尽可能响地发 /æ/ 音（类似英文发音）。

损伤程度一栏填写"声带接触率（CQ）"的初始值、目标值以及最终值。

② 声门闭合过度障碍的短期目标监控填表示例。

以一名 51 岁男性吴 ×× 的短期目标监控为例。如表 3-2-18 所示，患者吴 ×× 是一位 51 岁男性，图 3-2-10 是该患者电声门图测量的统计报告。经电声门图测量患者的声带接触率为 78.13%，声带接触幂为 –0.61%，声门关闭程度为声带轻度闭合过度。根据 ICF 转化器得出，该患者的声带接触率偏高，嗓音音质损伤程度为 2 级，中度损伤。

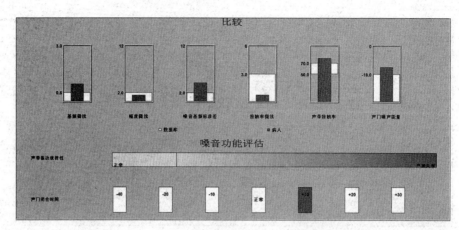

图 3-2-10　吴 ×× 的声带接触率（声门关闭程度）的测量

表 3-2-18　吴 ×× 的声带接触率（声门关闭程度）的短期目标监控

日期	声带接触率（CQ）	声带接触幂（CI）	声门闭合程度	是否挤压喉咙	损伤程度	
2018 年 4 月 3 日	78.13%	−0.61%	轻度闭合过度	是	初始值	2
					目标值	1
					最终值	

注：电声门图测量是用舒适的发音方式，尽可能响地发 /æ/ 音（类似英文发音）。
　　损伤程度一栏填写"声带接触率（CQ）"的初始值、目标值以及最终值。

6. 接触率微扰（声带振动规律性）的短期目标监控及临床意义

（1）测量工具。

嗓音障碍测量设备（医疗器械分类目录 07 09 05），Dr.Voice-V1 嗓音功能检测仪，或其他。

（2）测量方法。

在进行接触率微扰的测量时，需要使用"嗓音功能检测仪"进行测量，被测试者用舒适的发音方式，尽可能响地发 /æ/ 音（类似英文发音），结果填入如表 3-2-19 所示的接触率微扰测量记录表。

（3）测量步骤。

① 被测试者用舒适的发音方式，尽可能响地发 /æ/ 音（类似英文发音）。

② 记录下患者的声波文件，并选取声波的稳定段进行分析，将结果填入表 3-2-19 所示的接触率微扰测量的记录表。

③ 将接触率微扰的测量结果输入 ICF 转换器，判断被测试者声带振动规律性的损伤程度等。

（4）临床意义。

通过上述测量，如果接触率微扰没有达到无损伤程度，则表示患者可能存在一定程度的声带振动不规律。如果测得的接触率微扰高于无损伤程度的上限值，说明患者存在声带振动不规律的问题。

嗓音功能评估报告中，声带振动规律性分为 4 个等级，其中显示黄色表示声带振动规律，绿色表示声带轻度振动不规律，紫色表示声带中度振动不规律，红色表示声带重度振动不规律。

（5）接触率微扰的测量及短期目标监控填表示例。

以一名 40 岁女性孙 ×× 的短期目标监控为例。如表 3-2-19 所示，患者孙 ×× 是一位 40 岁女性，前中段声带小结，图 3-2-11 是该患者电声门图测量的幅度曲线。经电声门图测量患者的接触率微扰为 3.64%，接触幂微扰为 2.1%，声带振动不规律，中度失调。根据 ICF 转化器得出，该患者的接触率微扰偏大，声带振动规律性的损伤程度为 1 级，轻度损伤。

表 3-2-19　孙 ×× 的接触率微扰（声带振动规律性）的短期目标监控

日期	接触率微扰（CQP）	声带接触幂微扰（CIP）	声带振动规律性	是否声带振动失调	损伤程度	
2018 年 5 月 9 日	3.64%	2.1%	中度	中度失调	初始值	1
					目标值	0
					最终值	

注：电声门图测量是用舒适的发音方式，尽可能响地发 /æ/ 音（类似英文发音）。
损伤程度一栏填写"声带接触率微扰（CQP）"的初始值、目标值以及最终值。

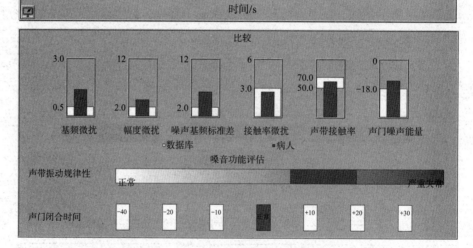

图 3-2-11　孙 × × 的接触率微扰（声带振动规律性）的测量

（三）共鸣功能短期目标监控及临床意义

1. 共振峰频率（口腔共鸣功能）、共振峰频率扰动（口腔共鸣失调）的短期目标监控及临床意义

（1）测量工具。

言语障碍测量设备（医疗器械分类目录 07 09 05），Dr.Speech-S1 言语

障碍测量仪，或其他。

（2）测量方法。

在进行口腔共鸣功能的评估时，可以让患者用舒适的方式发 /i/ 和 /u/ 这两个核心韵母，由评估者对其发音进行听觉感知评估，判断聚焦类型和聚焦等级。若想获得更为精确的测量结果，则需要使用"言语障碍测量仪"进行测量，被测试者用舒适的发音方式，分别发 /i/ 和 /u/ 这两个核心韵母（或模仿发音），结果填入如表 3-2-20、表 3-2-21 所示的口腔共鸣功能评估记录表。

（3）测量步骤。

① 被测试者用舒适的发音方式，分别发 /i/ 和 /u/ 这两个核心韵母（或模仿发音）。

② 记录下患者的线性预测谱文件，并选取第二共振峰 F_2 进行分析，将结果填入表 3-2-20、表 3-2-21 所示的口腔共鸣功能评估的记录表。

③ 将口腔共鸣功能中 /i/ 的第二共振峰频率测量、/u/ 的第二共振峰频率测量、共振峰频率扰动的测量结果输入 ICF 转换器，判断被测试者后位聚焦、前位聚焦和共鸣音质的损伤程度。

（4）临床意义。

① 如果 /i/ 的第二共振峰频率没有达到无损伤程度，则表示患者可能存在一定程度的后位聚焦。

② 如果 /u/ 的第二共振峰频率没有达到无损伤程度，则表示患者可能存在一定程度的前位聚焦。

③ 如果共振峰频率扰动没有达到无损伤程度，则表示患者口腔腔体可能存在一定程度的振动不规律的问题。

（5）共振峰频率（口腔共鸣功能）的测量及短期目标监控填表示例。

① 后位聚焦障碍的短期目标监控填表示例。

以一名 4 岁女童徐 ×× 的短期目标监控为例。如表 3-2-20 所示，患者徐 ×× 是一位 4 岁女孩，图 3-2-12 是该患者的线性预测谱，经测量患者的 /i/ 的第二共振峰频率为 2 659 Hz，第二共振峰幅度为 14.79 dB。根据 ICF 转化器得出，该患者的 /i/ 的第二共振峰频率偏小，后位聚焦的损伤程度为 4 级，完全损伤。

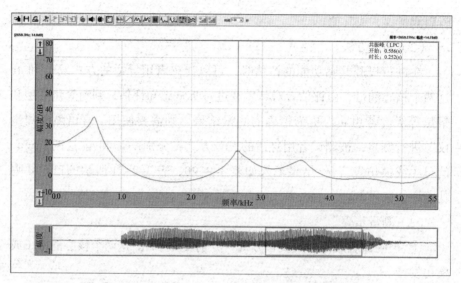

图 3-2-12   徐 × × 的 /i/ 的第二共振峰频率测量

表 3-2-20   徐 × × 的 /i/ 的第二共振峰频率的短期目标监控

日期	询问发 /i/ 时是否存在后位聚焦，如是进入测试	共振峰频率（$F_2/i/$）	共振峰幅度（$A_2/i/$）	听感评估		
				是否后位聚焦，程度是否严重	损伤程度	
2018 年 2 月 7 日	是	2 659 Hz	14.79 dB	是，严重	初始值	4
					目标值	2
					最终值	

注：让患者说出 /i/（或模仿发音），通过测量 /i/ 的 F_2 是否减小来判定后位聚焦。

② 前位聚焦障碍的短期目标监控填表示例。

以一名 4 岁男童庄 × × 的短期目标监控为例。如表 3-2-21 所示，患者庄 × × 是一位 4 岁男孩，图 3-2-13 是该患者的线性预测谱。经测量患者的 /u/ 的第二共振峰频率为 1 732 Hz，第二共振峰幅度为 25.77 dB。根据 ICF 转化器得出，该患者的 /u/ 的第二共振峰偏大，前位聚焦的损伤程度为 4 级，完全损伤。

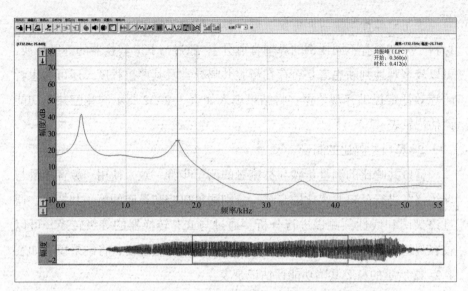

图 3-2-13 庄 × × 的 /u/ 的第二共振峰频率测量

表 3-2-21 庄 × × 的 /u/ 的第二共振峰频率的短期目标监控

日期	询问发 /u/ 时是否存在前位聚焦，如是进入测试	共振峰频率（$F_2/u/$）	共振峰幅度（$A_2/u/$）	听感评估		
				是否前位聚焦，程度是否严重	损伤程度	
2018 年 2 月 7 日	是	1 732 Hz	25.77 dB	是，严重	初始值	4
					目标值	3
					最终值	

注：让患者说出 /u/（或模仿发音），通过测量 /u/ 的 F_2 是否增大来判定前位聚焦。

2. 鼻流量、鼻口共鸣比（鼻腔共鸣效益）的短期目标监控及临床意义

（1）测量工具。

共鸣障碍测量设备（医疗器械分类目录 07 09 05），Dr.Speech-S5 鼻音测量与训练仪，或其他。

（2）测量方法。

① 鼻流量的测量。

使用"鼻音测量与训练仪"进行鼻流量的测量,让患者朗读标准测试材料(分别含有不同比例的鼻辅音成分)。通过与 ICF 转换器的等级转换,可以较客观地判断患者是否存在鼻腔共鸣异常及其严重程度,还可为患者的疗效评定提供客观依据。将结果填入如表 3-2-22 所示的鼻腔共鸣功能评估记录表。

② 鼻口共鸣比的测量。

鼻口共鸣比的测量步骤与鼻流量的测量步骤一致,使用"鼻音测量与训练仪"进行鼻口共鸣比的测量,分别测量口腔和鼻腔的第一共振峰,通过语谱图和线性预测谱进行分析。通过与 ICF 转换器的等级转换,可以较客观地判断患者是否存在鼻腔共鸣异常及其严重程度,将结果填入如表 4-2-22 所示的鼻腔共鸣功能评估记录表。

(3)测量步骤。

① 让患者分别在捏鼻与非捏鼻的状态下发 /ɑ/ 音和 /m/ 音,由评估者主观判断有无明显差异,以确定鼻腔共鸣是否正常;若发 /ɑ/ 音时有明显差异则患者可能存在鼻音功能亢进,若发 /m/ 音时无明显差异则患者可能存在鼻音功能低下现象。

② 为患者佩戴专业的隔板,隔板的作用是分隔鼻腔和口腔两个通道,对两个通道的信号分别进行测量。

③ 使用"鼻音测量与训练仪"进行鼻流量、鼻口共鸣比的测量,在上一步主观评估中,若判断为鼻音功能亢进的患者,选择语料"我和爸爸吃西瓜"进行鼻流量、鼻口共鸣比的测量;若判断为鼻音功能低下的患者,选择语料"妈妈你忙吗?"进行鼻流量、鼻口共鸣比的测量。将结果填入如表 3-2-22 所示的鼻腔共鸣功能评估的记录表。

④ 将鼻流量、鼻口共鸣比的测量结果输入 ICF 转换器,判断患者鼻音功能亢进或鼻音功能低下的损伤程度等。

(4)临床意义。

① 如果功能亢进语料测试下的鼻流量 / 鼻口共鸣比没有达到无损伤程度,则表示患者可能存在一定程度的鼻音功能亢进现象。

② 如果功能低下语料测试下的鼻流量 / 鼻口共鸣比没有达到无损伤程度,则表示患者可能存在一定程度的鼻音功能低下现象。

(5)鼻流量、鼻口共鸣比(鼻腔共鸣效益)的测量及短期目标监控填表示例。

① 鼻音功能亢进障碍的短期目标监控填表示例。

以一名 5 岁男童徐 ×× 的短期目标监控为例。如表 3-2-22 所示，患者徐 ×× 是一位 5 岁男孩，图 3-2-14 是该患者的鼻流量曲线、鼻腔及口腔波形图，图 3-2-15 是该患者口鼻腔的 LPC 谱及波形图。经测量患者的鼻流量为 33.82%，根据 ICF 转化器得出，该患者的鼻流量偏高，鼻音功能亢进的损伤程度为 1 级，轻度损伤。

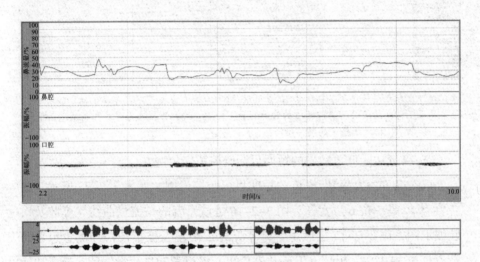

图 3-2-14　徐 ×× 的鼻流量的测量

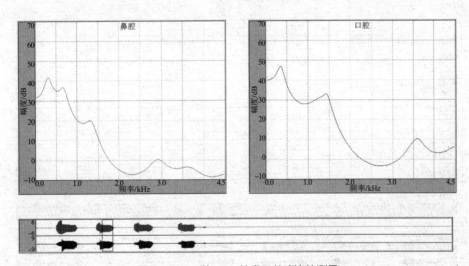

图 3-2-15　徐 ×× 的鼻口共鸣比的测量

表 3-2-22　徐 ×× 的鼻流量、鼻口共鸣比（鼻腔共鸣效益）的短期目标监控

日期	发 /a/ 时存在鼻腔共鸣（鼻音功能亢进）	鼻流量（NL）	鼻口共鸣比（NOR）	听感评估			
				是否亢进，程度是否严重	损伤程度		
						NL	NOR
2018年6月8日	异常	33.82%		亢进，轻度	初始值	1	
					目标值	0	
					最终值		

注：在捏鼻和非捏鼻状态下分别发 /a/ 音和 /m/ 音，主观判断有无明显差异以确定鼻腔共鸣是否正常；然后进行鼻腔共鸣的客观测量：功能亢进，语料选择"我和爸爸吃西瓜"；功能低下，语料选择"妈妈你忙吗？"。

② 鼻音功能低下障碍的短期目标监控填表示例。

以一名 6 岁女童贾 ×× 的短期目标监控为例。如表 3-2-23 所示，患者贾 ×× 是一位 6 岁女孩，图 3-2-16 是该患者的鼻流量曲线、鼻腔及口腔波形图，图 3-2-17 是该患者口鼻腔的 LPC 谱及波形图。经测量患者的鼻流量为 34.41%，根据 ICF 转化器得出，该患者的鼻流量偏低，鼻音功能低下的损伤程度为 1 级，轻度损伤。

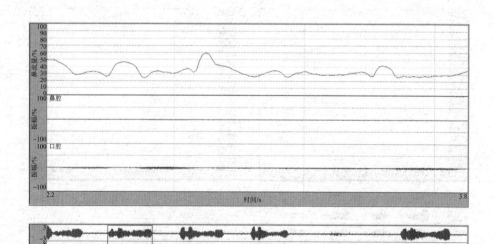

图 3-2-16　贾 ×× 的鼻流量的测量

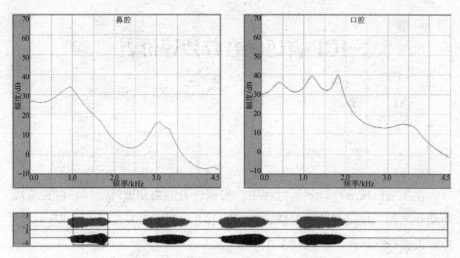

图 3-2-17 贾 ×× 的鼻口共鸣比的测量

表 3-2-23 贾 ×× 的鼻流量、鼻口共鸣比（鼻腔共鸣效益）的短期目标监控

日期	发 /m/ 时存在鼻腔共鸣不足（鼻音功能低下）	鼻流量（NL）	鼻口共鸣比（NOR）	听感评估			
				是否低下，程度是否严重	损伤程度		
						NL	NOR
2018 年 11 月 3 日	异常	34.41%		低下，不严重	初始值	1	
					目标值	0	
					最终值		

注：在捏鼻和非捏鼻状态下分别发 /ɑ/ 音和 /m/ 音，主观判断有无明显差异以确定鼻腔共鸣是否正常；然后进行鼻腔共鸣的客观测量：功能亢进，语料选择"我和爸爸吃西瓜"；功能低下，语料选择"妈妈你忙吗？"。

ICF 言语嗓音疗效评价表

在实施阶段治疗计划的过程中，根据患者能力和训练安排，可在阶段中期和末期，或仅在阶段末期再次进行 ICF 言语嗓音功能评估，以便对治疗效果进行整体评价，如表 3-3-1 所示。

表 3-3-1　ICF 言语嗓音疗效评价表

ICF 类目组合		初期评估					目标值	中期评估（康复__周）						目标达成	末期评估（康复__周）						目标达成
		ICF 限定值						干预	ICF 限定值						干预	ICF 限定值					
		问题							问题							问题					
		0	1	2	3	4			0	1	2	3	4			0	1	2	3	4	
言语嗓音功能																					
b3100 嗓音产生	最长声时（MPT）																				
	最大数数能力（cMCA）																				
	言语基频（F_0）																				
	基频震颤（F_0t）																				
	频段能量集中率（Ec）																				
	声带接触率（CQ）																				
	接触率微扰（CQP）																				
b3101 嗓音音质	基频微扰（Jitter）（粗糙声）																				
	声门噪声（NNE）（气息声）																				

续表

ICF 类目组合		初期评估					目标值	中期评估 （康复__周）						目标达成	末期评估 （康复__周）						目标达成
		ICF 限定值						干预	ICF 限定值						干预	ICF 限定值					
		问题							问题							问题					
		0	1	2	3	4			0	1	2	3	4			0	1	2	3	4	
b3101 嗓音 音质	幅度微扰 （Shimmer） （嘶哑声）																				
	共振峰频率 （F_2/i/）																				
	共振峰频率 （F_2/u/）																				
	鼻流量 （NL）																				
	鼻口共鸣比 （NOR）																				

第四章

言语嗓音治疗个别化康复案例分析

4

呼吸、发声、共鸣功能存在障碍时，往往有不同的表现，针对不同的患者，考虑其所患疾病的不同，治疗师在临床实施嗓音治疗时选择的方法也不同，且往往会将不同方法组合起来实施治疗，对于学习嗓音治疗技术的治疗师而言，接触大量真实患者的案例，是最快也最有效地提高嗓音治疗水平的方法。本章主要采用案例分析的形式具体讲解言语嗓音治疗的过程，分别以呼吸支持不足、呼吸与发声不协调、高音调、声门闭合不全、前位聚焦和鼻音功能亢进患者为例详细阐述患者基本信息的填写、ICF 言语嗓音功能评估结果的获得、ICF 言语嗓音治疗计划的制订、言语嗓音治疗过程及实时监控、短期目标监控和疗效评价的整个治疗过程。

呼吸支持不足的个别化康复案例

呼吸支持不足是呼吸功能障碍的常见临床表现之一，患者多表现为肺活量下降、说话时气流不足、句尾少词等现象。本节主要采用案例分析的形式具体讲解脑瘫患者呼吸支持不足障碍的治疗，包括呼吸支持能力的精准评估、ICF 言语嗓音功能评估、呼吸支持能力的治疗计划、呼吸支持能力的康复治疗过程及实时监控、短期目标监控以及疗效评价。

一、患者基本信息

患者胡×× 为一名 6 岁脑性瘫痪患者，女，于 2018 年 11 月 21 日就诊于上海 ×× 医院，进行言语嗓音功能评估，患者接受评估前的具体情况及基本信息见表 4-1-1。

表 4-1-1　胡 ×× 的基本信息

医院 / 康复机构 / 特殊教育学校 / 资源中心		
患者基本信息		
姓名：　__胡××__　　出生日期：__2012 年 7 月 15 日__　　性别：□ 男　☑ 女		
检查者：__张××__　　评估日期：__2018 年 11 月 21 日__　　编号：　__002__		
类型：□ 智障___　□ 听障___　☑ 脑瘫___　□ 孤独症___　□ 发育迟缓___		
□ 失语症_____　　□ 神经性言语障碍（构音障碍）_____		
□ 言语失用症_____　　□ 其他_____		
主要交流方式：☑ 口语 □ 图片 □ 肢体动作 □ 基本无交流		
听力状况：☑ 正常 □ 异常　听力设备：□ 人工耳蜗 □ 助听器 补偿效果_____		
进食状况：_偏好饮食。_		
言语、语言、认知状况：_言语嗓音方面，明显的异常停顿，说话句长短，存在高音调、硬起音、粗糙声的情况；言语构音方面，构音清晰度较差；语言方面，能掌握句子的理解；认知方面，各项功能基本发育正常。_		
口部触觉感知状况：_口部触觉感知正常。_		

二、呼吸功能精准评估结果

患者胡 ×× 呼吸功能精准评估中最长声时测量的结果见表 4-1-2。

表 4-1-2　胡 ×× 的最长声时测量结果

日期	第 1 次 测 MPT	第 2 次 测 MPT	MPT (取较大值)	MPT 状况 (偏小 / 正常)	MPT 最小要求	相对 年龄	实际 年龄	是否腹 式呼吸
2018 年 11 月 21 日	2.9 s	3.4 s	3.4 s	偏小	6.2 s	4 岁	6 岁	是

评估结果分析：呼吸功能方面，该患者在呼吸支持能力方面存在障碍，且相当于 4 岁的正常儿童，比同性别、同年龄儿童落后发育 2 年，患者最长声时（MPT）为 3.4 s，发育落后，存在呼吸支持不足障碍。进一步描述与相关治疗建议详见表 4-1-3。

表 4-1-3　胡 ×× 的 ICF 言语嗓音功能评估结果（呼吸功能评估）

身体功能，即人体系统的生理功能 损伤程度			无 损伤	轻度 损伤	中度 损伤	重度 损伤	完全 损伤	未 特指	不 适用
			0	1	2	3	4	5	6
b3100	嗓音产生 （Production of voice）	最长声时 （MPT）	☐	☐	☐	☒	☐	☐	☐
		最大数数能力 （cMCA）	☐	☐	☐	☐	☐	☐	☐
		言语基频（F_0）	☐	☐	☐	☐	☐	☐	☐
	通过喉及其周围肌肉与呼吸系统配合产生声音的功能 功能受损时表现为发声功能、音调、响度功能；失声、震颤、发声困难								
	信息来源：☒ 病史　☐ 问卷调查　☒ 临床检查　☐ 医技检查								
	问题描述： 　　持续稳定的发声时间为 3.4 s↓，相对年龄 4 岁 　　呼吸支持能力、呼吸与发声协调能力存在中度损伤。 进一步描述： 　　呼吸功能 　　呼吸支持能力方面建议进行如下治疗 　　（1）实时反馈治疗，选择如情绪唤醒、发声诱导、声音实时反馈训练、声时实时反馈训练等治疗方法。 　　（2）传统治疗，选择如呼吸放松训练、发声放松训练、生理腹式呼吸训练、拟声法、快速用力呼气法、缓慢平稳呼气法等治疗方法。								

三、ICF 框架下的言语嗓音治疗计划——呼吸支持能力

1. 呼吸支持能力康复建议逻辑

在进行言语嗓音呼吸功能的精准评估后，治疗师能通过 ICF 转换器得到患者呼吸功能的具体损伤程度，根据损伤程度的不同，为患者推荐适合不同损伤程度的治疗方法和训练模式。若患者无法配合治疗师完成精准评估或不能如愿进行精准评估，可直接采用"言语障碍测量仪 S1"的声波模式或"言语障碍矫治仪 S2"的感知声音游戏进行感知声音的练习。若患者可配合完成精准评估，其评估得到的损伤程度为 3 或 4 级，即重度损伤或完全损伤，可采用"言语障碍测量仪 S1"的声波模式或"言语障碍矫治仪 S2"的感知声音游戏进行声音实时反馈治疗，主要用于进行感知声音的练习；也可采用言语嗓音综合康复支持中的生理腹式呼吸训练、缓慢平稳呼气法等促进治疗法进行训练，为患者建立生理腹式呼吸的基础、提高呼吸支持能力。若患者进行呼吸功能精准评估后得到的损伤程度为 1 或 2 级，即轻度损伤或中度损伤，可采用"言语障碍测量仪 S1"的声波模式或"言语障碍矫治仪 S2"的最长声时游戏进行声时实时反馈治疗，主要用于提高呼吸支持能力，帮助患者控制发声的时长；也可采用言语嗓

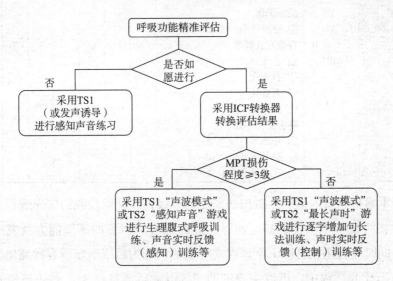

注：TS1 指言语障碍测量仪，TS2 指言语障碍矫治仪。

图 4-1-1　呼吸支持能力（最长声时 MPT）的康复建议逻辑图

音综合康复支持中的嗯哼法、逐字增加句长法等治疗方式进行训练，由生理腹式呼吸向言语腹式呼吸过渡，提高患者控制发声时长的能力，进一步提高呼吸支持能力。

2. ICF 框架下的言语嗓音治疗计划——呼吸支持能力

根据呼吸功能精准评估的结果及呼吸支持能力的康复建议逻辑，针对患者于该阶段的训练进行 ICF 框架下的言语嗓音治疗计划的制订，填写治疗计划表，制订该阶段的训练目标值，并于一个阶段的治疗后查看患者的最终值是否达到该阶段所定的目标，本案例的具体治疗计划见表 4-1-4。

表 4-1-4　胡 × × 的 ICF 言语嗓音治疗计划（最长声时）

治疗任务（15项）	治疗方法（实时反馈治疗：S10+V4 项）（传统治疗：R12+P15+R10 项）	康复医师	护士	言语治疗师	特教教师	初始值	目标值	最终值
言语嗓音功能								
b3100 嗓音产生	**实时反馈治疗** ☑ 声音感知实时反馈训练 ☑ 声时实时反馈训练 ☐ 音调实时反馈训练 ☐ 响度实时反馈训练 ☐ 起音实时反馈训练 **放松训练** ☑ 呼吸、发声放松训练 **呼吸方式异常** ☑ 生理腹式呼吸训练 ☐ 拟声法 ☑ 数数法 ☐ 嗯哼法 **呼吸支持不足** ☐ 快速用力呼气法 ☑ 缓慢平稳呼气法 ☐ 逐字增加句长法	A1 最长声时（MPT）			√		3	2	2

本案例患者的最长声时损伤程度为 3 级，在此阶段我们应先进行声音实时视听反馈（声音感知）训练，提高患者对声音的感知能力及发声意识，同时进行（或巩固）生理腹式呼吸的训练为后续治疗内容做铺垫。在实施治疗的过程中，可以主要借助"言语障碍测量仪 S1"的声波模式或"言语障碍矫治仪 S2"的感知声音游戏进行呼吸放松训练、发声放松训练、

生理腹式呼吸训练、快速用力呼气法、缓慢平稳呼气法等治疗。

四、呼吸支持能力康复治疗过程及实时监控

1. 呼吸支持能力康复治疗的过程

在本案例中，根据患者的情况，选择了声音实时反馈训练、呼吸放松训练、生理腹式呼吸训练、缓慢平稳呼气法训练作为该患者一次治疗所进行的治疗内容。

（1）声音实时反馈（感知）训练及呼吸放松训练。

首先结合声音实时反馈训练进行呼吸放松训练[1]，通过交替上举双臂的动作为生理腹式呼吸训练做准备。带动肋间肌群和肩部肌群运动，放松全身的同时也能放松患者呼吸相关肌群。然后患者通过观察治疗师发声后实时反馈的声波图像，进行声音的感知，提高患者的发声意识。具体步骤如下。

第一步进行呼吸放松训练（双臂交替上举运动）的动作要领学习，如图 4-1-2 所示，在运动时患者保持直立位，双脚微开，与肩同宽，双臂自然下垂。在吸气时，手臂向前、向上做划圈运动；呼气时，手臂向后、向下做画圈运动并发 /a——/、/ha——/。

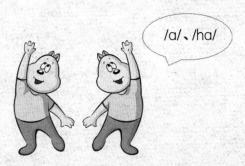

图 4-1-2　呼吸放松训练——双臂交替上举运动

---

① 黄昭鸣，朱群怡，卢红云. 言语治疗学 [M]. 上海：华东师范大学出版社，2017：50-52.

第二步采用"言语障碍测量仪 S1"的声波模式或"言语障碍矫治仪 S2"感知声音游戏进行模仿猫叫的训练。首先，治疗师通过声波模式或感知声音的游戏示范发声，发声语料随机，可根据患者的反应选择其感兴趣的声音进行发声，例如治疗师可以模仿猫叫，"喵（短）—喵（长）——"，让患者观察发声过程中声波图的变化或游戏中的实时反馈动画，使患者对声音实时反馈产生兴趣，如图 4-1-3 和图 4-1-4 所示。

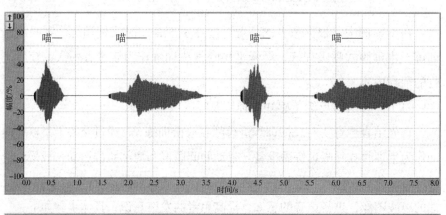

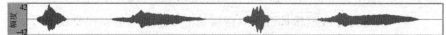

图 4-1-3　声音实时反馈（感知）训练结合呼吸放松训练——声波模式（模仿猫叫）

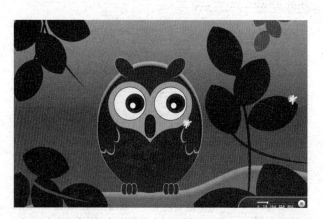

图 4-1-4　声音实时反馈（感知）训练结合呼吸放松训练——感知声音游戏（猫头鹰）

然后治疗师通过声波模式或感知声音的游戏示范核心韵母 /ɑ/、/i/、/u/ 的持续发声，让患者观察随声音实时反馈的声波图像，提高患者对核心韵母的感知。在感知的基础上治疗师诱导患者模仿核心韵母 /ɑ/、/i/、/u/ 的（持续）发声，如图 4-1-5 和图 4-1-6 所示。

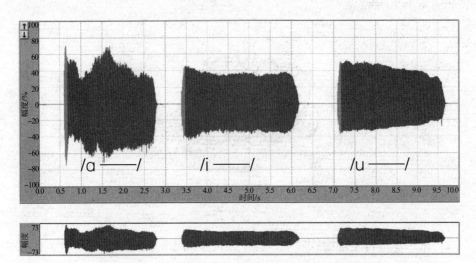

图 4-1-5　声音实时反馈（感知）训练结合呼吸放松训练——声波模式（核心韵母）

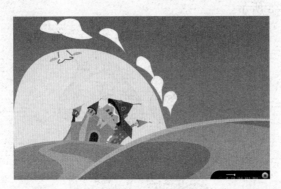

图 4-1-6　声音实时反馈（感知）训练结合呼吸放松训练——感知声音游戏（快乐城堡）

（2）生理腹式呼吸训练。

首先通过感知呼吸过程中口腔呼出的气流及腹部的变化等帮助患者掌握腹式呼吸的方法，然后患者通过对比感知自己和治疗师在呼吸过程中腹部的变化，加深患者对腹式呼吸的理解，并帮助患者掌握腹式呼吸的要点。[①]

第一步进行生理腹式呼吸训练中的口腹同感训练。治疗师指导患者将

---

① 黄昭鸣，朱群怡，卢红云 . 言语治疗学 [M]. 上海：华东师范大学出版社，2017：52-54.

手背放在口前，收紧双唇发 /p/ 音，放在口前的手能感觉口腔中气流喷出，同时放在腹部的手随着腹部凹下去。此时，腹肌应该主动参与呼气运动，如图 4-1-7 所示。

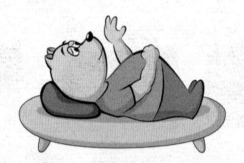

图 4-1-7　生理腹式呼吸训练——口腹同感

第二步进行生理腹式呼吸训练中的同步训练。治疗师先深吸气，让患者感受治疗师吸气时腹部隆起，并学习其动作。互相用放于对方腹部的手感受其呼吸运动，治疗师可提示患者在吸气时腹部隆起，呼气时腹部回缩，如图 4-1-8 所示。

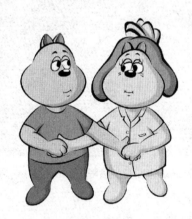

图 4-1-8　生理腹式呼吸训练——同步训练

（3）缓慢平稳呼气法结合声时实时反馈训练。

首先治疗师通过吹蜡烛的火苗、吹羽毛等帮助患者学习缓慢平稳呼气法的动作要领；然后通过进行核心韵母 /ɑ/、/i/、/u/ 的持续发声，加强对声时的控制；通过进行擦音 /f/、/h/、/x/ 的持续发声以及持续地发 /f/、/h/、/x/ 等擦音为声母的单音节词，延长发音时间，提高呼吸肌群和腹部肌群稳定持久收缩的控制能力，提高患者呼吸支持能力的同时为后续进行呼吸与发声协调能力的训练打基础。

第一步学习缓慢平稳呼气法的动作要领，可以借助蜡烛、羽毛、纸条等道具，让患者深吸气后缓慢平稳地吹气，在此过程中控制呼出的气流，使火苗闪动，但不被吹灭。注意吹气时气流必须平缓、均匀。

第二步可结合声时实时反馈训练进行无意义音（元音）的缓慢平稳呼气训练，选择核心韵母 /ɑ/、/i/、/u/ 作为训练语料。治疗师嘱患者在深吸气后，缓慢平稳地将气流呼出，同时发核心韵母 /ɑ/、/i/、/u/，发音保持连贯，发音时间越长越好，让患者观察发声同时随之变化的声波图像或游戏动画，帮助患者控制声时，如图 4-1-9 和图 4-1-10 所示。

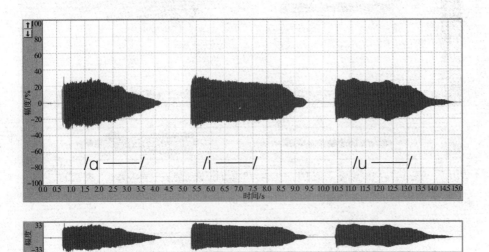

图 4-1-9　缓慢平稳呼气法结合声时实时反馈训练——声波模式（元音）

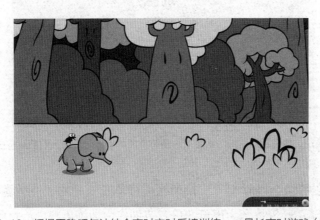

图 4-1-10　缓慢平稳呼气法结合声时实时反馈训练——最长声时游戏（小象）

第三步可结合声时实时反馈训练进行无意义音（擦音）的缓慢平稳呼气训练，选择擦音 /f/、/h/、/x/ 作为训练语料。治疗师嘱患者在深吸气后，缓慢平稳地将气流呼出，同时持续地发 /f/、/h/、/x/ 等擦音的本音，延长发音的时间，让气流平缓均匀而持续地呼出，发音保持连贯，发音越长越好，让患者观察发声同时声波图像的变化或游戏动画，帮助患者控制声时，如图 4-1-11 和图 4-1-12 所示。

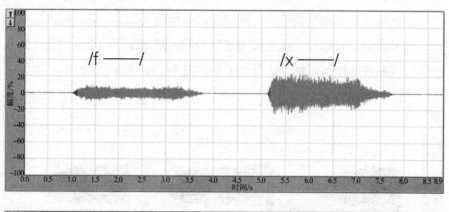
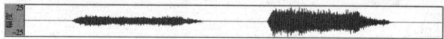

图 4-1-11　缓慢平稳呼气法结合声时实时反馈训练——声波模式（擦音）

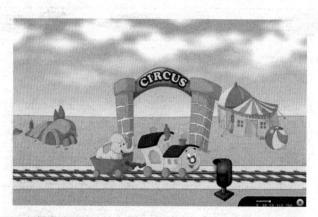

图 4-1-12　缓慢平稳呼气法结合声时实时反馈训练——最长声时游戏（小火车）

第四步可结合声时实时反馈训练进行单音节词的缓慢平稳呼气训练，选择 /f/、/h/、/x/ 等擦音为声母的单音节词作为训练语料。治疗师嘱患者深吸气后，缓慢平稳地将气流呼出，同时持续地发 /f/、/h/、/x/ 等擦音为声母的单音节词，如"孵、喝、吸"等，适当延长单音节词的声母（擦音）部分，发音保持连贯，越长越好，同时嘱患者观察发声同时声波图像的变化或游戏动画，如图 4-1-13 和图 4-1-14 所示。

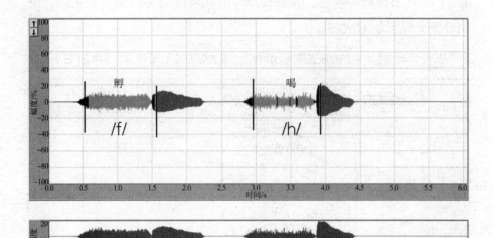

图 4-1-13 缓慢平稳呼气法结合声时实时反馈训练——声波模式（单音节词）

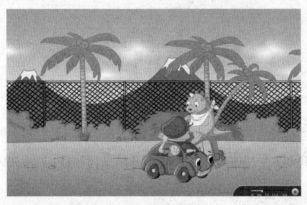

图 4-1-14 缓慢平稳呼气法结合声时实时反馈训练——最长声时游戏（草莓）

2. 呼吸支持能力的实时监控

在本案例中，根据患者的情况，每次实施治疗前选择患者该次治疗的训练内容，填写呼吸支持能力康复治疗及实时监控表，如表 4-1-5 所示，勾选患者该次治疗的训练内容，并于治疗前后分别记录训练前描述及训练结果，用参数最长声时来反映患者该次治疗前后的呼吸支持能力的变化，实时监控患者的呼吸支持能力是否有所提高，便于治疗师根据患者能力的进步进行治疗计划及训练内容的调整。如表 4-1-5 所示，胡 ×× 经 2018年 11 月 21 日治疗一次后，其最长声时由训练前的 3.4 s 提升至 4.2 s，说明呼吸支持能力有所提高。

表 4-1-5　胡 ×× 的呼吸支持能力康复治疗及实时监控（2018 年 11 月 21 日）

时间	治疗任务 （6 项）	损伤 程度	治疗方法 （针对性治疗）	训练前 描述 （如需）	训练结果
2018 年 11 月 21 日	M1 呼吸支持不足的治疗 最长声时 （MPT）	3 级 或 4 级	**实时反馈治疗** □ 情绪唤醒、发声诱导 ☑ 声音实时反馈训练 （声音感知：/ɑ/、/i/、/u/ 的持续发声） ☑ 声时实时反馈训练 （声时反馈：/ɑ/、/i/、/u/ 发声稳定性） **传统治疗** ☑ 呼吸放松、发声放松训练 （发声稳定性） ☑ 生理腹式呼吸训练 （建立正确、自然、舒适的呼吸方式） □ 拟声法 （/ɑ——/、/u——/、/da da da/） □ 快速用力呼气法 （/p/、/t/、/k/，相关单音节词） ☑ 缓慢平稳呼气法 （/f/、/h/，相关单音节词）	MPT=3.4s	MPT=4.2s

五、呼吸支持能力的短期目标监控及疗效评价

1. 呼吸支持能力的短期目标监控

在本案例中，患者于 2018 年 11 月 21 日起每日进行一次呼吸支持能力的康复治疗，每 2 次训练后进行一次短期目标监控，查看患者最长声时损伤程度的改善情况，如表 4-1-6 所示，经 6 次治疗后，胡 ×× 的最长声时由 3.4 s（2018 年 11 月 21 日测得）提升至 4.5 s（2018 年 11 月 26 日

测得），其最长声时损伤程度从初始值 3 级改善至 2 级，达到本期治疗计划中所制订的目标值，提示治疗师在进行下一期的治疗中可以适度增加治疗内容，提高训练的难度，帮助患者提高呼吸支持能力。

表 4-1-6　胡 ×× 呼吸支持能力的短期目标监控（2018 年 11 月 21 日—11 月 26 日）

日期	第1次测MPT	第2次测MPT	MPT（取较大值）	MPT状况（偏小/正常）	MPT最小要求	相对年龄	实际年龄	是否腹式呼吸	损伤程度	
2018 年 11 月 21 日	2.9 s	3.4 s	3.4 s	偏小	6.2 s	4 岁	6 岁	是	初始值	3
									目标值	2
2018 年 11 月 23 日	3.8 s	3.6 s	3.8 s	偏小	6.2 s	4 岁	6 岁	是		3
2018 年 11 月 26 日	4.3 s	4.5 s	4.5 s	偏小	6.2 s	4 岁	6 岁	是	最终值	2

2. 呼吸支持能力的疗效评价

在本案例中，患者于 11 月 21 日起进行为期两周的第一阶段治疗，在本阶段治疗结束后治疗师对患者这一阶段呼吸支持能力的治疗进行疗效评价，填写 ICF 言语嗓音疗效评价表。如表 4-1-7 所示，患者经 2 周（一阶段）的治疗后，其最长声时的损伤程度由重度改善为中度，与本阶段训练前的评估结果相比有了明显的提高，建议下一阶段的治疗中增加声时反馈训练结合逐字增加句长法等训练，进一步帮助患者提高呼吸支持能力，并可开始呼吸与发声协调能力的训练。

视频

呼吸支持不足的个别化康复案例

表 4-1-7　胡 ×× 呼吸支持能力的言语嗓音疗效评价（第一阶段）

ICF 类目组合		初期评估					目标值	中期评估（康复　周）						目标达成	末期评估（康复　周）						目标达成
		ICF 限定值						干预	ICF 限定值						干预	ICF 限定值					
		问题							问题							问题					
		0	1	2	3	4			0	1	2	3	4			0	1	2	3	4	
言语嗓音功能																					
b3100 嗓音产生	最长声时（MPT）						2														√

呼吸与发声不协调障碍的个别化康复案例

呼吸与发声不协调往往表现为起音方式异常，说话时硬起音、软起音或一字一顿等现象，是呼吸功能障碍的一种。本节主要采用案例分析的形式具体讲解唐氏综合征患者呼吸与发声不协调障碍的治疗，包括呼吸与发声协调能力的精准评估、ICF 言语嗓音功能评估、呼吸与发声协调能力的治疗计划、呼吸与发声协调能力的康复治疗过程及实时监控、短期目标监控以及疗效评价。

一、患者基本信息

患者曹×× 为一名 6 岁唐氏综合征患者，女，于 2018 年 11 月 22 日就诊于上海×× 医院，进行言语嗓音功能评估，患者接受评估前的具体情况及基本信息见表 4-2-1。

表 4-2-1 曹×× 的基本信息

医院 / 康复机构 / 特殊教育学校 / 资源中心
患者基本信息

姓名：__曹××__ 出生日期：__2012 年 10 月 25 日__ 性别：☑ 男 □ 女
检查者：__张××__ 评估日期：__2018 年 11 月 22 日__ 编号：__003__
类型：□ 智障_____ □ 听障_____ □ 脑瘫_____ □ 孤独症_____ □ 发育迟缓_____
□ 失语症_____ □ 神经性言语障碍（构音障碍）_____
□ 言语失用症_____ ☑ 其他_唐氏综合征_
主要交流方式：☑ 口语 □ 图片 □ 肢体动作 □ 基本无交流
听力状况：☑ 正常 □ 异常 听力设备：□ 人工耳蜗 □ 助听器 补偿效果_____
进食状况：偏好饮食。
言语、语言、认知状况：言语嗓音方面，说话一字一顿，说话句长短，存在高音调、嘶哑声的情况；言语构音方面，构音清晰度较差；语言方面，能掌握句子的理解；认知方面，能辨认基本的颜色、形状。
口部触觉感知状况：口部触觉感知正常。

二、呼吸功能精准评估结果

患者曹 ×× 呼吸功能精准评估中最大数数能力测量的结果见表 4-2-2。

表 4-2-2 曹 ×× 的最大数数能力测量结果

日期	第 1 次测 cMCA	第 2 次测 cMCA	cMCA（取较大值）	cMCA 状况（偏小/正常）	cMCA 最小要求	相对年龄	实际年龄	呼吸和发声是否协调
2018 年 11 月 22 日	2.2 s	2.6 s	2.6 s	偏小	5.7 s	4 岁	6 岁	否

评估结果分析：呼吸功能方面，该患者在呼吸与发声协调能力方面存在障碍，且相当于 4 岁的正常儿童，比同性别、同年龄儿童落后发育 2 年，患者最大数数能力 cMCA 为 2.6 s，发育落后，存在呼吸与发声不协调障碍。进一步描述与相关治疗建议详见表 4-2-3。

表 4-2-3 曹 ×× 的 ICF 言语嗓音功能评估结果（呼吸功能评估）

身体功能，即人体系统的生理功能损伤程度			无损伤	轻度损伤	中度损伤	重度损伤	完全损伤	未特指	不适用
			0	1	2	3	4	8	9
b3100	嗓音产生（Production of voice）	最长声时（MPT）	☐	☐	☐	☐	☐	☐	☐
		最大数数能力（cMCA）	☐	☐	☒	☐	☐	☐	☐
		言语基频(F_0)	☐	☐	☐	☐	☐	☐	☐
	通过喉及其周围肌肉与呼吸系统配合产生声音的功能 功能受损时表现为发声功能、音调、响度功能；失声、震颤、发声困难									
	信息来源：☒ 病史 ☐ 问卷调查 ☒ 临床检查 ☐ 医技检查									
	问题描述： 持续旋转地发 1 或 5 的最长时间为 2.6 s↓，相对年龄 4 岁 呼吸支持能力、呼吸与发声协调能力存在中度损伤。 **进一步描述：** 呼吸功能 呼吸与发声协调能力方面建议进行如下治疗 （1）实时反馈治疗，选择如情绪唤醒、发声诱导、声时实时反馈训练、音调感知实时反馈训练等治疗方法。 （2）传统治疗，选择如呼吸放松训练、发声放松训练、生理腹式呼吸训练、快速用力呼气法、缓慢平稳呼气法等治疗方法。									

三、ICF 框架下的言语嗓音治疗计划——呼吸与发声协调能力

1. 呼吸与发声协调能力康复建议逻辑

在进行言语嗓音呼吸功能的精准评估后，治疗师能通过 ICF 转换器得到患者呼吸功能的具体损伤程度，根据损伤程度的不同，为患者推荐适合不同损伤程度的治疗方法和训练模式。若患者无法配合治疗师完成精准评估或不能如愿进行精准评估，可直接采用"言语障碍测量仪 S1"的声波模式或"言语障碍矫治仪 S2"的感知声音游戏进行感知声音的练习。若患者可配合完成精准评估，其评估得到的损伤程度为 3 或 4 级，即重度损伤或完全损伤，可采用"言语障碍测量仪 S1"的基频模式或"言语障碍矫治仪 S2"的感知音调游戏进行音调感知实时反馈治疗，主要用于进行感知音调的练习；也可采用言语嗓音综合康复支持中的呼吸放松训练、发声放松训练、生理腹式呼吸训练、快速用力呼气法等促进治疗法进行训练，为患者建立言语腹式呼吸基础，同时提高呼吸与发声协调能力。若患者进行呼吸功能精准评估后得到的损伤程度为 1 或 2 级，即轻度损伤或中度损伤，可

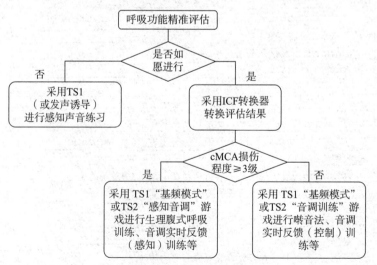

注：TS1 指言语障碍测试仪，TS2 指言语障碍矫治仪。

图 4-2-1　呼吸与发声协调能力（最大数数能力 cMCA）的康复建议逻辑图

采用"言语障碍测量仪 S1"的基频模式或"言语障碍矫治仪 S2"的音调训练游戏进行音调实时反馈治疗，主要用于提高呼吸与发声协调能力，帮助患者控制音调的高低起伏变化；也可采用言语嗓音综合康复支持中的哼音法、缓慢平稳呼气法等治疗方式进行训练，巩固言语腹式呼吸并为发声提供基础，提高患者控制哼音发声时长的能力，进一步提高呼吸与发声能力。

2. ICF 框架下的言语嗓音治疗计划——呼吸与发声协调能力

根据呼吸功能精准评估的结果及呼吸与发声协调能力的康复建议逻辑，针对患者于该阶段的训练进行 ICF 框架下的言语嗓音治疗计划的制订，填写治疗计划表，制订该阶段的训练目标值，并于一个阶段的治疗后查看患者的最终值是否达到该阶段所定的目标，本案例的具体治疗计划见表 4–2–4。

表 4–2–4　曹 ×× 的 ICF 言语嗓音治疗计划（最大数数能力）

治疗任务（15 项）		治疗方法（实时反馈治疗：S10+V4 项）（传统治疗：R12+P15+R10 项）	康复医师	护士	言语治疗师	特教教师	初始值	目标值	最终值
言语嗓音功能									
b3100 嗓音产生	A2 最大数数能力（cMCA）	**实时反馈治疗** ☐ 声音感知实时反馈训练 ☑ 声时实时反馈训练 ☑ 音调实时反馈训练 ☐ 响度实时反馈训练 ☐ 起音实时反馈训练 **放松训练** ☑ 呼吸、发声放松训练 **呼吸方式异常** ☑ 生理腹式呼吸训练 ☑ 拟声法 ☑ 数数法 ☐ 嗯哼法 **呼吸支持不足** ☐ 快速用力呼气法 ☑ 缓慢平稳呼气法 ☐ 逐字增加句长法 **呼吸与发声不协调** ☑ 唱音法 ☑ 哼音法 ☐ 气息式发音法			√		3	2	2

本案例患者的最大数数能力损伤程度为 3 级，在此阶段我们应先进行音调实时视听反馈（音调感知）训练，提高患者对音调起伏变化的感知能力，同时进行（或巩固）言语腹式呼吸的训练，为后续治疗内容做铺垫。在实施治疗的过程中，可以主要借助"言语障碍测量仪 S1"的基频模式或"言语障碍矫治仪 S2"的感知音调游戏进行呼吸放松训练、发声放松训练、数数法、缓慢平稳呼气法、唱音法、哼音法等治疗。

四、呼吸与发声协调能力康复治疗过程及实时监控

1. 呼吸与发声协调能力康复治疗的过程

在本案例中，根据患者的情况，主要选择了音调实时反馈训练、声时实时反馈训练、呼吸放松训练、发声放松训练、快速用力呼气法训练、缓慢平稳呼气法训练作为该患者一次治疗所进行的治疗内容。

（1）音调实时反馈（感知）训练及呼吸、发声放松训练。

首先进行呼吸放松训练，通过晃动双臂的动作放松呼吸相关的肌群，与此同时进行唱音发声，双臂的晃动带动所发声音产生一定的起伏，为言语腹式呼吸训练提供呼吸与发声两方面的准备。然后患者通过观察治疗师打嘟后实时反馈的基频图像，进行音调的感知，同时治疗师指导患者进行平调慢速打嘟训练，放松发声相关的器官，同时通过实时反馈的基频图像加深对音调旋转起伏变化的感知。具体步骤如下。

第一步进行呼吸放松训练（双臂晃动运动）的动作要领学习，如图 4-2-2 所示，在运动时患者保持直立位，双脚微开，与肩同宽，双臂自然下垂。在吸气时，轻松晃动双臂，同时发 /a——/ 或 /a——ya——da——/，由肢体的晃动带动声音产生起伏。

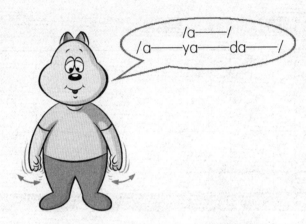

图 4-2-2　呼吸放松训练——双臂晃动运动

第二步进行发声放松训练（平调慢速旋转打嘟）的动作要领学习，如图 4-2-3 所示，在运动时患者上身稳定，自然闭合双唇，深吸气，气流由肺部发出，双唇振动并带动声带振动，持续慢速发"嘟——"音，与此同时，头部向左或右做慢速旋转，发"嘟——"时要慢速旋转，并且要连贯持续。

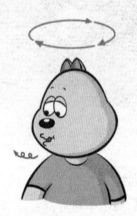

图 4-2-3　发声放松训练——平调旋转打嘟

第三步采用"言语障碍测量仪 S1"的基频模式或"言语障碍矫治仪 S2"感知音调游戏进行平调旋转打嘟的训练。治疗师通过基频模式或感知音调的游戏示范打嘟，如图 4-2-4 和图 4-2-5 所示，让患者观察打嘟过程中随音调高低变化进行上下起伏的基频曲线或游戏中的实时反馈动画，加深患者对音调起伏变化的理解，同时进行发声器官的放松。

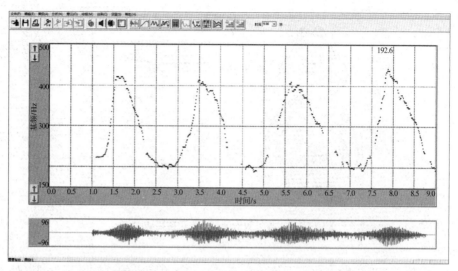

图 4-2-4　音调实时反馈（感知）训练结合发声放松训练——基频模式（平调旋转打嘟）

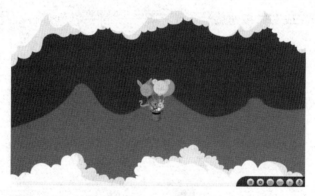

图 4-2-5　音调实时反馈（感知）训练结合发声放松训练——感知音调游戏（热气球）

（2）缓慢平稳呼气法训练。

治疗师让患者深吸气后缓慢平稳地发音，以提高患者对呼气的控制能力，从而为患者的言语提供稳定持久的呼吸支持，加深患者对言语腹式呼吸的理解，并帮助患者巩固腹式呼吸的要点。具体训练步骤可参见本章第一节呼吸支持能力的康复治疗及实时监控。

（3）拓展：啭音法训练。

当患者能完成上述训练后，可选择增加啭音法进行呼吸与发声协调能力的训练。首先利用图示或手势向患者讲解啭音的动作要领；然后通过指导患者用音调和响度连续变化的音发啭音，促进患者呼吸与发声功能的协调，提高其言语时声带的控制能力，可以结合音调实时反馈训练一并进行，帮助患者通过视听反馈加强对啭音的掌握及对声带振动的控制能力。

第一步学习啭音法的动作要领，可以借助图示或手势，如图 4-2-6 所示，让患者用音调和响度连续变化的音发啭音 /i/，在此过程中控制音调的连贯起伏，以及响度的连续变化。

第二步可结合音调实时反馈训练进行无意义音（元音）的缓慢平稳呼气训练，选择核心韵母 /i/ 作为训练语料。治疗师嘱咐患者在深吸气后，发音调和响度连续变化的啭音 /i‾/（快速啭音）或 /u‾/（慢速啭音），让患者观察发声同时随之变化的基频曲线或游戏动画，帮助患者控制自身音调的起伏变化，如图 4-2-7 或 4-2-8 所示。

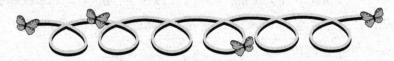

图 4-2-6　啭音法的图示

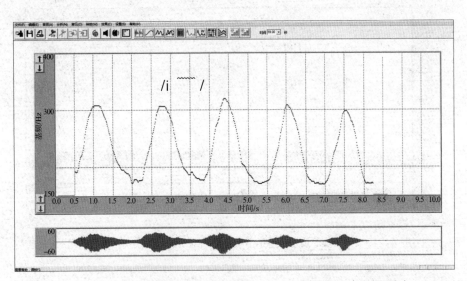

图 4-2-7　音调实时反馈训练结合啭音法训练——基频模式（无意义音）

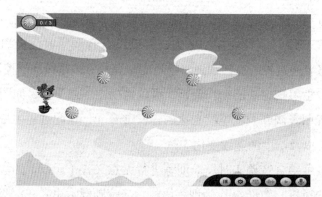

图 4-2-8　音调实时反馈训练结合哼音法训练——音调训练（小恶魔）

　　第三步可结合音调实时反馈训练进行单音节词的哼音法训练，首先以哼音的模式发浊音开头的单音节词，然后过渡到正常嗓音发单音节词，如 /ma⌒/—妈（快速哼音）或 /na⌒/—拿（慢速哼音），音调和响度连贯起伏变化，帮助患者建立舒适的发声模式，提高言语时声带的控制能力，如图 4-2-9 和图 4-2-10 所示。

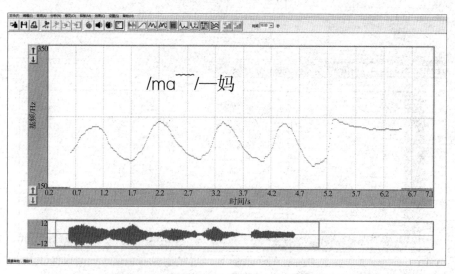

图 4-2-9　音调实时反馈训练结合哼音法训练——基频模式（单音节词）

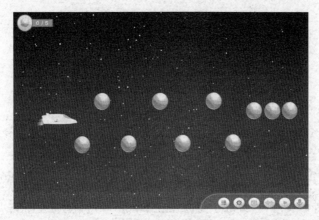

图 4-2-10 音调实时反馈训练结合哼音法训练——音调训练（宇宙飞船）

　　第四步可结合音调实时反馈训练进行双音节词的哼音法训练，首先以哼音的模式发浊音开头的双音节词，然后过渡到正常嗓音发双音节词，如"/ma ‾/—妈妈"，音调和响度连贯起伏变化，促进患者呼吸与发声功能的协调，提高言语时声带的控制能力，如图 4-2-11 和图 4-2-12 所示。

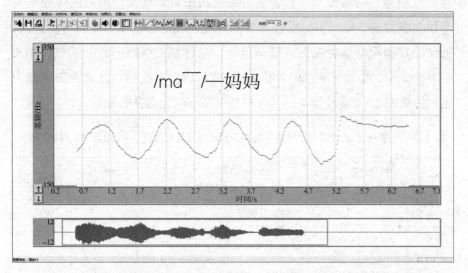

图 4-2-11 音调实时反馈训练结合哼音法训练——基频模式（双音节词）

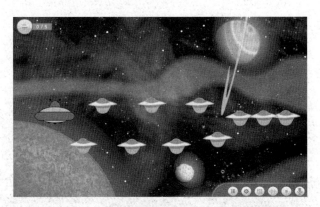

图 4-2-12　音调实时反馈训练结合哼音法训练—音调训练（飞碟）

2. 呼吸与发声协调能力的实时监控

在本案例中，根据患者的情况，每次实施治疗前选择患者该次治疗的训练内容，填写呼吸与发声协调能力康复治疗及实时监控表，如表 4-2-5 所示，勾选患者该次治疗的训练内容，并于治疗前后分别记录训练前描述及训练结果，用参数最大数数能力来反映患者该次治疗前后的呼吸与发声协调能力的变化，实时监控患者的呼吸与发声协调能力是否有所提高，便于治疗师根据患者能力的进步进行治疗计划及训练内容的调整。如表 4-2-5 所示，曹×× 经 2018 年 11 月 22 日治疗一次后，其最大数数能力由训练前的 2.6 s 提升至 4.1 s，呼吸与发声协调能力有所提高。

表 4-2-5　曹 ×× 的呼吸与发声协调能力康复治疗及实时监控（2018 年 11 月 22 日）

时间	治疗任务（6 项）	损伤程度	治疗方法（针对性治疗）	训练前描述（如需）	训练结果
2018 年 11 月 22 日	M1 呼吸支持不协调的治疗 最大数数能力（cMCA）	3 级或 4 级	**实时反馈治疗** ☐ 情绪唤醒、发声诱导 ☑ 声音实时反馈训练 （声音感知：/ɑ/、/i/、/u/ 的持续发声） ☑ 声时实时反馈训练 （声时反馈：/ɑ/、/i/、/u/ 发声稳定性） **传统治疗** ☑ 呼吸放松、发声放松训练 （发声稳定性） ☑ 生理腹式呼吸训练 （建立正确、自然、舒适的呼吸方式）	cMCA=2.6 s	cMCA=4.1 s

续表

时间	治疗任务 （6 项）	损伤 程度	治疗方法 （针对性治疗）	训练前描述 （如需）	训练结果
2018 年 11 月 22 日	M1 呼吸支持不 协调的治疗 最大数数能 力（cMCA）	3 级 或 4 级	☐ 拟声法 （/ɑ——/、/u——/、/dɑ dɑ dɑ/） ☐ 快速用力呼气法 （/p/、/t/、/k/，相关单音节词） ☑ 缓慢平稳呼气法 （/f/、/h/，相关单音节词）	cMCA=2.6 s	cMCA=4.1 s

五、呼吸与发声协调能力的短期目标监控及疗效评价

1. 呼吸与发声协调能力的短期目标监控

在本案例中，患者于 2018 年 11 月 22 日起每日进行一次呼吸与发声协调能力的康复治疗，每 2 次训练后进行一次短期目标监控，查看患者最大数数能力损伤程度的改善情况，如表 4-2-6 所示，经 6 次治疗后，曹 × × 的最大数数能力由 2.6 s（2018 年 11 月 22 日测得）提升至 4.3 s（2018 年 11 月 28 日测得），其最大数数能力损伤程度从初始值 3 级改善至 2 级，达到本期治疗计划中所制订的目标值，提示治疗师在进行下一期的治疗中可以适度增加治疗内容，提高训练的难度，帮助患者提高呼吸与发声协调能力。

表 5-2-6　曹 × × 呼吸与发声协调能力的短期目标监控（2018 年 11 月 22 日—11 月 28 日）

日期	第1次 测 cMCA	第2次 测 cMCA	cMCA （取较大值）	cMCA 状况 （偏小/正常）	cMCA 最小 要求	相对 年龄	实际 年龄	吸气 和呼 气协 调否	损伤程度	
2018 年 11 月 22 日	2.2 s	2.6 s	2.6 s	偏小	5.7 s	4 岁	6 岁	否	初始值	3
									目标值	2

续表

日期	第1次测cMCA	第2次测cMCA	cMCA（取较大值）	cMCA状况（偏小/正常）	cMCA最小要求	相对年龄	实际年龄	吸气和呼气协调否	损伤程度	
2018年11月25日	3.3 s	3.2 s	3.3 s	偏小	5.7 s	4岁	6岁	否		2
2018年11月28日	4.1 s	4.3 s	4.3 s	偏小	5.7 s	4岁	6岁	否	最终值	2

视 频

呼吸与发声不协调障碍的个别化康复案例

2. 呼吸与发声协调能力的疗效评价

在本案例中，患者于 2018 年 11 月 22 日起进行为期 2 周的第一阶段治疗，在本阶段治疗结束后治疗师对患者这一阶段呼吸与发声协调能力的治疗进行疗效评价，填写 ICF 言语嗓音疗效评价表。如表 4-2-7 所示，患者经 2 周（一阶段）的治疗后，其最大数数能力的损伤程度由重度改善为中度，与本阶段训练前的评估结果相比有了明显的提高，建议下一阶段的治疗中增加音调反馈训练结合唱音法、哼音法等训练，进一步帮助患者提高呼吸与发声协调能力，使患者能够更流利地进行表达。

表 4-2-7　曹 ×× 呼吸与发声协调能力的言语嗓音疗效评价（第一阶段）

ICF 类目组合		初期评估					目标值	中期评估（康复　周）						目标达成	末期评估（康复　周）						目标达成
		ICF 限定值						干预	ICF 限定值						干预	ICF 限定值					
		问题							问题							问题					
		0	1	2	3	4			0	1	2	3	4			0	1	2	3	4	
言语嗓音功能																					
b3100嗓音产生	最大数数能力（cMCA）																				√

高音调障碍的个别化康复案例

音调异常通常表现为说话声音过于尖细或低沉，是发声功能障碍临床表现的一种，其中高音调障碍临床较为常见，而脑性瘫痪、神经性言语障碍、青春期假声等类型的患者均有可能表现出音调过高的现象。本节主要采用案例分析的形式具体讲解听障患者高音调障碍的治疗，包括音调水平及音调控制能力的精准评估、ICF 言语嗓音功能评估、降低音调水平及提高音调控制能力的治疗计划、康复治疗过程与实时监控、短期目标监控以及疗效评价。

一、患者基本信息

患者陈××为一名 21 岁听力障碍患者，女，于 2018 年 11 月 22 日就诊于上海××医院，进行言语嗓音功能评估，患者接受评估前的具体情况及基本信息见表 4-3-1。

表 4-3-1 陈 ×× 的基本信息

医院 / 康复机构 / 特殊教育学校 / 资源中心
患者基本信息
姓名：___陈××___ 出生日期：___1997 年 5 月 23 日___ 性别：□ 男 ☑ 女
检查者：___张××___ 评估日期：___2018 年 11 月 21 日___ 编号：___004___
类型：□ 智障___ ☑ 听障___ □ 脑瘫___ □ 孤独症___ □ 发育迟缓___
□ 失语症___ □ 神经性言语障碍（构音障碍）___
□ 言语失用症___ □ 其他 唐氏综合征
主要交流方式：☑ 口语 □ 图片 □ 肢体动作 □ 基本无交流
听力状况：□ 正常 ☑ 异常 听力设备：☑ 人工耳蜗 □ 助听器 补偿效果 最适
进食状况：良好。
言语、语言、认知状况：言语嗓音方面，患者存在明显的异常停顿，存在高音调、后位聚焦、硬起音、粗糙声等情况；言语构音方面，言语可懂度较差；语言方面，理解能力正常，表达能力较差；认知方面，各项功能基本正常。
口部触觉感知状况：口部触觉感知正常。

二、发声功能精准评估结果

患者陈 ×× 发声功能精准评估中言语基频测量的结果见表 4-3-2。

表 4-3-2　陈 ×× 的言语基频测量结果

日期	言语基频（F_0）	F_0 状况（偏低/正常/偏高）	F_0 标准差 F_0SD	F_0SD 状况（偏小/正常/偏大）	相对年龄	实际年龄	听感音调是否正常
2018 年 11 月 22 日	294 Hz	偏高	40.24 Hz	偏大		21 岁	高音调

评估结果分析：发声功能方面，该患者在音调水平及音调控制能力方面存在障碍；音调水平方面，患者言语基频（F_0）为 294 Hz，高于正常范围，存在高音调问题；音调控制能力方面，患者言语基频标准差（F_0SD）为 40.24 Hz，高于正常范围，存在音调变化过大问题。进一步描述与相关治疗建议详见表 4-3-3。

表 4-3-3　陈 ×× 的 ICF 言语嗓音功能评估结果（发声功能评估）

身体功能即人体系统的生理功能损伤程度			无损伤	轻度损伤	中度损伤	重度损伤	完全损伤	未特指	不适用
			0	1	2	3	4	8	9
b3100	嗓音产生（Production of voice）	最长声时（MPT）	☐	☐	☐	☐	☐	☐	☐
		最大数数能力（cMCA）	☐	☐	☐	☐	☐	☐	☐
		言语基频（F_0）	☐	☐	☒	☐	☐	☐	☐
	通过喉及其周围肌肉与呼吸系统配合产生声音的功能 功能损伤时表现为发声功能、音调、响度功能；失声、震颤、发声困难								
	信息来源：☒ 病史　☐ 问卷调查　☒ 临床检查　☐ 医技检查								
	问题描述： 　声带振动为 294 次 /s ↑（正常范围 204—258 次 /s） 　音调及音调控制能力存在中度损伤。 **进一步描述：** 　发声功能 　音调水平及音调控制能力方面建议进行如下治疗 　（1）实时反馈治疗，选择如音调实时反馈（控制）训练、词语拓展实时反馈训练等治疗方法。 　（2）传统治疗，选择如发声放松训练、乐调匹配法、音调梯度法训练（降调）、吟唱法等治疗方法。								

三、ICF 框架下的言语嗓音治疗计划——音调水平及音调控制能力

1. 音调水平及音调控制能力康复建议逻辑

在进行言语嗓音发声功能的精准评估后，治疗师能通过 ICF 转换器得到患者发声功能的具体损伤程度，根据损伤程度的不同，为患者推荐适合不同损伤程度的治疗方法和训练模式。若患者无法配合治疗师完成精准评估或不能如愿进行精准评估，可直接采用"言语障碍测量仪 S1"的声波模式或"言语障碍矫治仪 S2"的感知声音游戏进行感知声音的练习。若患者可配合完成精准评估，其评估得到的损伤程度为 3 或 4 级，即重度损伤或完全损伤，可采用"言语障碍测量仪 S1"的基频模式或"言语障碍矫治仪 S2"的感知音调游戏进行音调感知实时反馈治疗，主要用于进行感知音调的练习；也可采用言语嗓音综合康复支持中的发声放松训练、哈欠－叹息法、喉部按摩法等促进治疗法进行训练，为患者建立音调的基本感知能力，同时提高患者控制音调水平的能力。若患者进行发声功能精准评估后得到的损伤程度为 1 或 2 级，即轻度损伤或中度损伤，可采用"言语障碍测量仪 S1"的基频模式或"言语障碍矫治仪 S2"的音调训练游戏进行音调实时反馈治疗，主要用于巩固音调

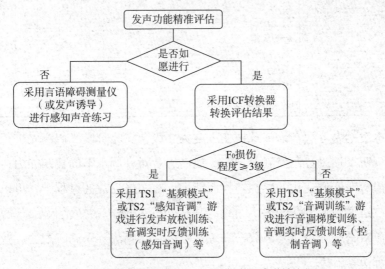

注：TS1 指言语障碍测量仪，TS2 指言语障碍矫治仪。

图 4-3-1 音调水平及音调控制能力（言语基频 F_0）的康复建议逻辑图

水平，帮助提高对音调的控制能力；也可采用言语嗓音综合康复支持中的哼音法、音调梯度训练法等治疗方式进行训练，巩固音调水平并提高音调变化的控制能力，改善患者的发声功能。

2. ICF 框架下的言语嗓音治疗计划——音调水平及音调控制能力

根据发声功能精准评估的结果及音调控制能力的康复建议逻辑，针对患者于该阶段的训练进行 ICF 框架下的言语嗓音治疗计划的制订，填写治疗计划表，制订该阶段的训练目标值，并于一个阶段的治疗后查看患者的最终值是否达到该阶段所定的目标，本案例的具体治疗计划见表 4-3-4。

表 4-3-4　陈 ×× 的 ICF 言语嗓音治疗计划（言语基频）

治疗任务 （15 项）		治疗方法 （实时反馈治疗：S10+V4 项） （传统治疗：R12+P15+R10 项）	康复医师	护士	言语治疗师	特教教师	初始值	目标值	最终值
言语嗓音功能									
b3100 嗓音 产生	A6 言语基频 （F_0）	**实时反馈治疗** □ 情绪唤醒、发声诱导 □ 声音感知实时反馈训练 ☑ 音调实时反馈训练 **放松训练** ☑ 发声放松训练 ☑ 哈欠 – 叹息法 **音调异常** □ 手指按压法 □ 哼音法 ☑ 乐调匹配法 ☑ 音调梯度训练法			√		2	1	1

本案例患者的言语基频损伤程度为 2 级，在此阶段我们应先进行音调实时视听反馈（音调控制）训练，提高患者对音调水平的控制能力，同时提高患者对音调变化的感知与控制能力。在实施治疗的过程中，可以主要借助"言语障碍测量仪 S1"的基频模式或"言语障碍矫治仪 S2"的音调训练游戏进行呼吸、发声放松训练、哈欠 – 叹息法、乐调匹配法、音调梯度训练法等治疗。

四、音调水平及音调控制能力康复治疗过程及实时监控

1. 音调水平及音调控制能力康复治疗的过程

在本案例中，根据患者的情况，主要选择了音调实时反馈训练、哈欠－叹息法、乐调匹配法、音调梯度训练作为该患者一次治疗所进行的治疗内容。

（1）音调实时反馈（控制）训练及发声放松训练。

首先进行发声放松训练中的颈部放松训练，通过颈部向前运动形成颈部肌群紧张和松弛的交替运动，放松患者的颈部肌群（喉外肌群），为乐调匹配法做准备。然后进行发声放松训练中的声带放松训练，通过平调慢速旋转打嘟放松声带及整个发声器官，帮助患者控制音调。患者通过观察治疗师打嘟后实时反馈的基频图像，进行音调的感知，同时治疗师指导患者进行平调慢速打嘟训练，放松发声相关的器官，同时通过实时反馈的基频图像加深对音调旋转起伏变化的控制。具体步骤如下。

第一步进行发声放松训练（颈部向前运动）的动作要领学习，如图4-3-2所示，在运动时患者保持上身稳定，头部直立，颈部放松。首先头部随重力快速向前落下，下颌贴近胸部，保持5 s，随后头部缓缓上抬，恢复正常的直立位。

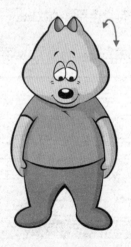

图4-3-2　发声放松训练——颈部向前运动

第二步进行发声放松训练（平调慢速旋转打嘟）的动作要领学习，如图

4-3-3 所示，在运动时患者上身稳定，自然闭合双唇，深吸气，气流由肺部发出，双唇振动并带动声带振动，持续慢速发"嘟——"音，与此同时，头部向左或右连贯持续地慢速旋转。

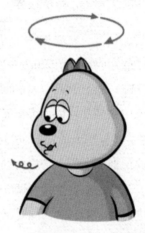

图 4-3-3　发声放松训练——平调旋转打嘟

　　第三步采用"言语障碍测量仪 S1"的基频模式或"言语障碍矫治仪 S2"感知音调游戏进行平调旋转打嘟的训练。治疗师通过基频模式或感知音调的游戏示范打嘟，如图 4-3-4 和图 4-3-5 所示，让患者观察打嘟过程中随音调高低变化进行上下起伏的基频曲线或游戏中的实时反馈动画，加深患者对音调起伏变化的理解，同时进行发声器官的放松。

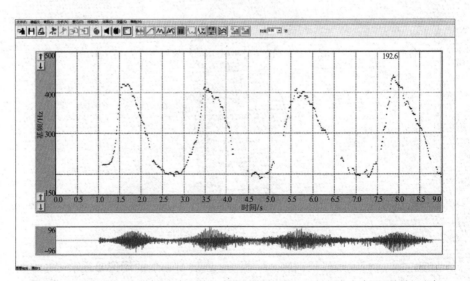

图 4-3-4　音调实时反馈（控制）训练结合发声放松训练——基频模式（平调旋转打嘟）

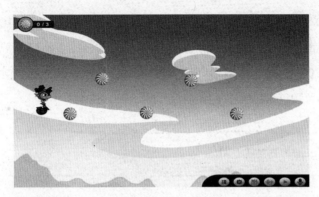

图 4-3-5　音调实时反馈（控制）训练结合发声放松训练——音调训练游戏（小恶魔）

（2）哈欠－叹息法训练。

治疗师让患者做夸张的哈欠叹息动作，并在叹息过程中舒适的发音，从而为患者形成自然舒适的嗓音奠定基础。可以结合音调实时反馈训练一并进行，帮助患者通过视听反馈加强对哈欠－叹息时发声的感知，为放松进行发声提供基础。

第一步学习哈欠－叹息法的动作要领，可以由治疗师夸张地做哈欠－叹息的动作，如图 4-3-6 所示，患者模仿其动作，做夸张的哈欠叹息动作，并在叹息过程中舒适地发音，加大哈欠－叹息时的动作幅度并延长动作时间。[1]

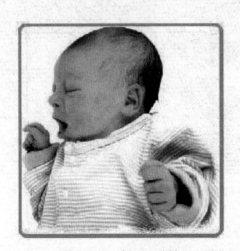

图 4-3-6　哈欠－叹息法

---

① ZRAICK RI, GENTRY MA, SMITH-OLINDE L, et al. The effect of speaking context on elicitation of habitual pitch [J]. Journal of Voice, 2006, 20（4）: 545–554.

第二步可结合音调实时反馈训练进行无意义音的哈欠－叹息法训练，要求患者叹息时发 /h/ 音，然后加入一连串的低元音 /ɑ/，发声应该舒适、松弛、柔和，发音保持连贯，发音时间越长越好，可以由治疗师录制样板音频，患者模仿样板音频进行练习，如图 4-3-7 和图 4-3-8 所示。

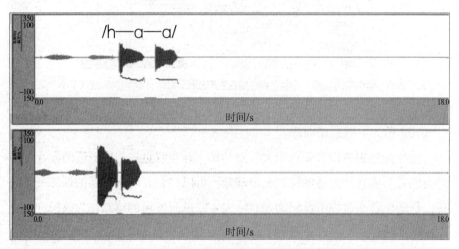

图 4-3-7　音调实时反馈（控制）训练结合哈欠－叹息法——重读模式（无意义音）

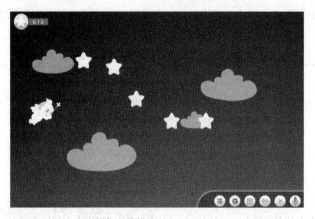

图 4-3-8　音调实时反馈（控制）训练结合哈欠－叹息法——音调训练游戏（小天使）

第三步可结合音调实时反馈训练进行单音节词的哈欠－叹息法训练，治疗师可以利用图片，如图 4-3-9 所示，以 /h/ 为引导，帮助患者练习正常的发音。发音时，仔细聆听那些分别以 /h/ 音开头和以韵母开头词语的发音差异；确保发这些音时没有硬起音的现象，如发生硬起音现象，那么只练习发 /h/ 音开头的词语，直到获得平滑的起音方式为止，如图 4-3-10 和图 4-3-11 所示。

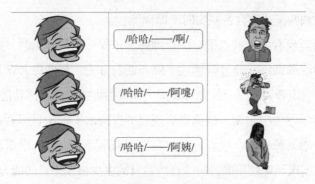

图 4-3-9 哈欠 – 叹息法的图示

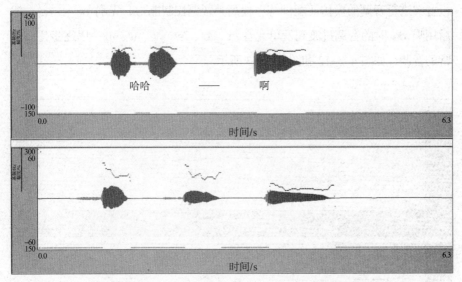

图 4-3-10 音调实时反馈（控制）训练结合哈欠 – 叹息法——重读模式（单音节词）

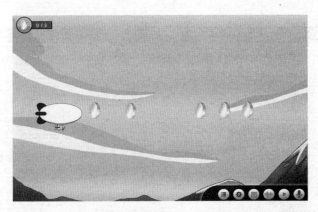

图 4-3-11 音调实时反馈（控制）训练结合哈欠 – 叹息法——音调训练游戏（飞艇）

（3）乐调匹配法结合音调实时反馈训练。

根据患者现有的音调水平，治疗师弹奏乐器并唱某种乐调，患者音调过高，则采用降调训练，通过阶梯式下降音调的方式，帮助患者逐步建立正常的音调，为稳定音调水平及控制音调能力相关的训练提供发声功能基础。

第一步学习哼唱乐调。根据患者现有的音调水平确定目标音调，治疗师弹奏乐器并唱某种乐调，患者音调过高，则采用降调训练，根据患者当前言语基频确定本次训练使用的音阶（音阶数目的多少根据患者的能力决定）；以逐步接近目标音调，从而建立正常的音调。

第二步进行音调实时视听反馈训练，治疗师录制样板音频，患者根据样板音频进行音调的模仿匹配训练，提高其音调控制能力。先唱 /mi–re–do/，然后用唱 /do/ 时的音调过渡到发单元音 /ɑ/、/o/、/e/、/i/、/u/、/ü/，以逐步建立正常的音调，如图 4–3–12 和图 4–3–13 所示。

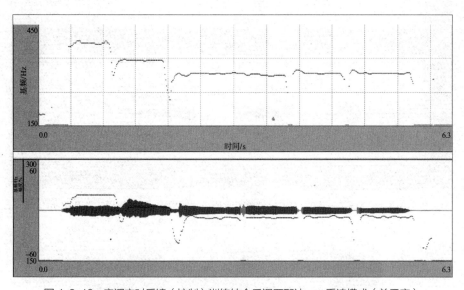

图 4-3-12   音调实时反馈（控制）训练结合乐调匹配法——重读模式（单元音）

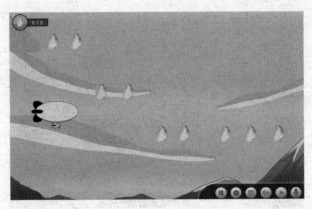

图4-3-13　音调实时反馈（控制）训练结合乐调匹配法——音调训练游戏（飞艇）

　　第三步当患者能很好地完成上面的发音时，让他先唱音，然后练习说词语，如"/mi-re-do——乌鸦"。同样应根据患者的言语基频选择阶段目标音调，根据其能力决定音阶的多少以及词语的难度，从双音节词到多音节词、短句等，以及对音调的控制，同样可以结合音调实时反馈训练，如图4-3-14和图4-3-15所示。

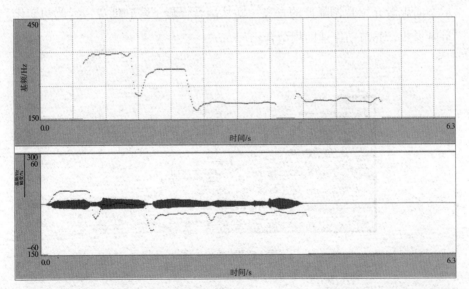

图4-3-14　音调实时反馈（控制）训练结合乐调匹配法——重读模式（双音节词）

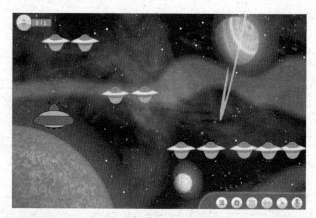

图4-3-15　音调实时反馈（控制）训练结合乐调匹配法——音调训练游戏（飞碟）

（4）音调梯度训练法结合音调实时反馈训练。

通过阶梯式音调上升或下降的训练，使患者建立正常音调，并增强言语时音调控制的能力。可以结合音调实时反馈训练一并进行，帮助患者通过视听反馈稳定音调水平，同时增加对音调变化的感知。

第一步向患者介绍音调降低的意义。可以借助图示，如图4-3-16所示，向患者介绍音调降低的意义，即从高音慢慢下降到低音，音调的变化呈阶梯式，并与动作辅助相结合。

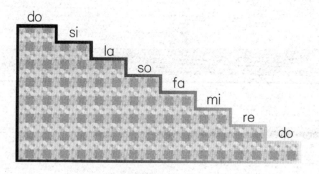

图4-3-16　音调梯度训练法（降调）的图示

第二步可结合音调实时反馈训练进行无意义音（元音）的音调梯度法训练，用唱歌的形式将韵母 /ɑ/、/o/、/e/ 配上某种音调以降调的形式唱出，并在最后的那个音调说出韵母，让患者观察发声同时随之变化的基频曲线或游戏动画，让患者能够体会音调的下降，在唱歌结束时，用最后的那个音调说出韵母，如图 4-3-17 和图 4-3-18。

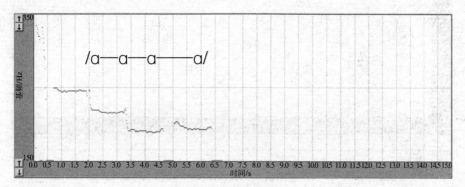

图 4-3-17　音调实时反馈训练结合音调梯度训练法——基频模式（无意义音）

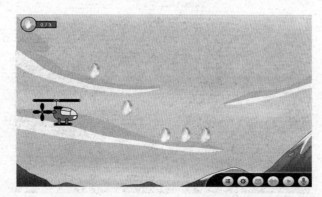

图 4-3-18　音调实时反馈训练结合音调梯度训练法——音调训练（直升机）

　　第三步可结合音调实时反馈训练进行单音节词的音调梯度训练法，首先用单音节词进行降调练习，分别在 /mi/、/re/、/do/ 不同的音调上发单音节词。患者能自如地在三个不同音调上发单音节词的时候，再增加难度，将梯度变为五级。难度由易到难，逐步运用单音节、双音节、三音节词及句子，帮助患者稳定音调水平，同时提高言语时声带的控制能力，如图 4-3-19 和图 4-3-20 所示。

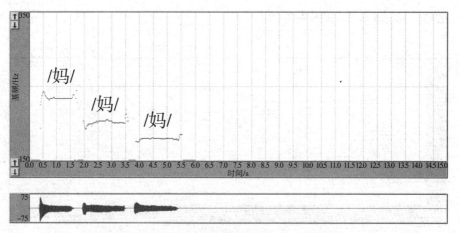

图 4-3-19　音调实时反馈训练结合音调梯度训练法——基频模式（单音节词）

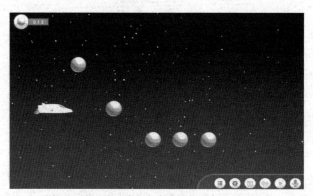

图 4-3-20　音调实时反馈训练结合音调梯度训练法——音调训练（宇宙飞船）

2. 音调水平及音调控制能力的实时监控

在本案例中，根据患者的情况，每次实施治疗前选择患者该次治疗的训练内容，填写音调水平及音调控制能力康复治疗及实时监控表，如表 4-3-5 所示，勾选患者该次治疗的训练内容，并于治疗前后分别记录训练前描述及训练结果，用参数言语基频来反映患者该次治疗前后的音调水平及音调控制能力的变化，实时监控患者的音调控制能力是否有所提高，便于治疗师根据患者能力的变化进行治疗计划及训练内容的调整。如表 4-3-5 所示，陈××经 2018 年 11 月 22 日治疗一次后，其言语基频由训练前的 294 Hz 降低至 280 Hz，说明音调水平及音调控制能力有所提高。

表 4-3-5　陈 ×× 的音调水平及音调控制能力的康复治疗及实时监控（2018 年 11 月 22 日）

时间	治疗任务	损伤程度	治疗方法（针对性治疗）	训练前描述（如需）	训练结果
2018 年 11 月 22 日	M5 言语基频（F_0）高音调 / 低音调 / 音调变化单一 / 音调变化过大	1 级或 2 级	**实时反馈治疗** ☑ 音调实时反馈训练（感知音调的高低）□ 词语拓展实时反馈训练 **传统治疗** ☑ 发声放松训练（平调旋转打嘟、升调 / 降调打嘟）☑ 乐调匹配法（哼唱音阶后发 /ɑ/、/i/、/u/ 等单元音）☑ 音调梯度训练法（升调 / 降调形式唱单、双、三音节词）□ 吟唱法（吟唱 /ɑ/、/i/、/u/ 等韵母）□ 啭音法（稳定进行 /ɑ/、/i/、/u/ 的啭音发声）	F_0=294 Hz F_0SD= 40.24 Hz	F_0=280 Hz F_0SD= 37.45 Hz

五、音调水平及音调控制能力的短期目标监控及疗效评价

1. 音调水平及音调控制能力的短期目标监控

在本案例中，患者于 2018 年 11 月 22 日起每日进行一次音调水平及音调控制能力的康复治疗，每 2 次训练后进行一次短期目标监控，查看患者言语基频损伤程度的改善情况，如表 4-3-6 所示，经 6 次治疗后，陈 ×× 的言语基频由 294 Hz（2018 年 11 月 22 日测得）降低至 264 Hz（2018 年 11 月 28 日测得），其言语基频损伤程度从初始值 2 级改善至 1 级，达到本期治疗计划中所制订的目标值，提示治疗师在进行下一期的治疗中可以适度增加治疗内容，提高训练的难度，帮助患者提高音调水平及音调控制能力。

表4-3-6　陈××音调水平及音调控制能力的短期目标监控（2018年11月22日—11月28日）

日期	言语基频（F_0）	F_0状况（偏小/正常/偏大）	F_0标准差 F_0SD	F_0SD状况（偏小/正常/偏大）	相对年龄	实际年龄	是否音调正常	损伤程度	
2018年 11月22日	294 Hz	偏大	40.24 Hz	偏大		21岁	高音调	初始值	2
								目标值	1
2018年 11月25日	278 Hz	偏大	37.45 Hz	偏大		21岁	高音调		2
2018年 11月28日	264 Hz	偏大	24 Hz	正常		21岁	高音调	最终值	1

2. 音调水平及音调控制能力的疗效评价

视频

高音调障碍的
个别化康复案例

在本案例中，患者于2018年11月22日起进行为期2周的第一阶段治疗，在本阶段治疗结束后，治疗师对患者这一阶段音调水平及音调控制能力的治疗进行疗效评价，填写ICF言语嗓音疗效评价表。如表4-3-7所示，患者经2周（一阶段）的治疗后，其音调水平及音调控制能力的损伤程度由中度改善为轻度，与本阶段训练前的评估结果相比有了明显的提高，建议下一阶段的治疗中增加音调反馈训练结合哼音法等训练，进一步帮助患者提高控制音调变化的能力。

表4-3-7　陈××音调水平及音调控制能力的言语嗓音疗效评价（第一阶段）

ICF类目组合		初期评估					目标值	中期评估（康复　周）						目标达成	末期评估（康复　周）						目标达成
		ICF限定值						干预	ICF限定值						干预	ICF限定值					
		问题							问题							问题					
		0	1	2	3	4			0	1	2	3	4			0	1	2	3	4	
言语嗓音功能																					
b3100 嗓音产生	言语基频 F_0						1														√

声门闭合不全的个别化康复案例

　　良好的声门闭合程度及规律性是保障健康嗓音产生的基本要素，而声带小结、声带息肉、声带麻痹等病变或神经源性喉功能异常均可能导致声门闭合不全，从而产生气息声、嘶哑声等异常嗓音音质，严重的将会影响言语可懂度，让听者难以听明白说话人所表达的意思。本节主要采用案例分析的形式具体讲解声带小结患者声门闭合不全障碍的治疗，包括声门闭合能力的精准评估、ICF 言语嗓音功能评估、提高声门闭合能力的治疗计划、康复治疗过程与实时监控、短期目标监控以及疗效评价。

一、患者基本信息

　　患者吴×× 为一名 39 岁声带小结患者，男，于 2018 年 9 月 3 日就诊于上海 ×× 医院，进行言语嗓音功能评估，患者接受评估前的具体情况及基本信息见表 4-4-1。

表 4-4-1　吴 ×× 的基本信息

医院 / 康复机构 / 特殊教育学校 / 资源中心
患者基本信息

姓名：　吴××　　出生日期：　1979 年 5 月 9 日　　性别：☑ 男 □ 女
检查者：　张××　　评估日期：　2018 年 9 月 3 日　　编号：　　005
类型：□ 智障___　□ 听障___　□ 脑瘫___　□ 孤独症___　□ 发育迟缓____
□ 失语症_____　□ 神经性言语障碍（构音障碍）_____
□ 言语失用症_____　☑ 其他 声带小结
主要交流方式：☑ 口语 □ 图片 □ 肢体动作 □ 基本无交流
听力状况：☑ 正常 □ 异常　听力设备：□ 人工耳蜗 □ 助听器 补偿效果_____
进食状况：良好。
言语、语言、认知状况：言语嗓音方面，患者存在明显的气息声；言语构音方面，正常；语言方面，正常；认知方面，正常。
口部触觉感知状况：口部触觉感知正常。

二、发声功能精准评估结果

患者吴××发声功能精准评估中声带接触率、接触率微扰测量的结果见表4-4-2。

表4-4-2　吴××的声带接触率、接触率微扰测量结果

日期	声带接触率（CQ）	声带接触幂（CI）	声门关闭程度	是否挤压喉咙
2018年9月3日	34.57%	0.13%	中度闭合不全	否
日期	接触率微扰（CQP）	声带接触幂微扰（CIP）	声带振动规律性	是否声带振动失调
2018年9月3日	5.16%	36.51%	严重不规律	是

评估结果分析：发声功能方面，该患者在嗓音音质方面存在软起音问题，嗓音音质方面，患者声带接触率（CQ）为34.57%，低于正常范围，存在声门闭合不全、软起音问题；患者接触率微扰（CQP）为5.16%，高于正常范围，声带振动规律性差。进一步描述及相关治疗建议详见表4-4-3。

表4-4-3　吴XX的ICF言语嗓音功能评估结果（发声功能评估）

身体功能，即人体系统的生理功能损伤程度			无损伤	轻度损伤	中度损伤	重度损伤	完全损伤	未特指	不适用
			0	1	2	3	4	8	9
b3101	嗓音音质（Quality of voice）	声带接触率（CQ）	□	□	☒	□	□	□	□
		接触率微扰（CQP）	□	□	□	☒	□	□	□
	通过喉及其周围肌肉与呼吸系统配合产生声音的功能 功能受损时表现为发声功能、音调、响度功能；失声、震颤、发声困难								
	信息来源：☒ 病史　□ 问卷调查　☒ 临床检查　□ 医技检查								
	问题描述： 　1. 声带接触率为34.57% ↓（正常范围 47.6% ~ 71.4%） 　　声门轻度闭合不全，嗓音音质存在轻度损伤及轻度软起音。 　2. 接触率微扰为5.16% ↑（正常范围 0-3.1%） 　　声门闭合重度不规律，声带存在重度的振动失调。								

续表

身体功能，即人体系统的生理功能损伤程度	无损伤	轻度损伤	中度损伤	重度损伤	完全损伤	未特指	不适用
	0	1	2	3	4	8	9

进一步描述：
二、发声功能
  1. 声门闭合不全障碍方面建议进行如下治疗
  （1）实时反馈治疗，选择如音调实时反馈训练、清浊音实时反馈训练、声带接触率反馈训练、词语拓展实时反馈训练等治疗方法。
  （2）传统治疗，选择如发声放松训练、喉部按摩法、气泡式发音法、半吞咽法等治疗方法。
  2. 声带振动失调方面建议进行如下治疗
  （1）实时反馈治疗，选择如清浊音实时反馈训练、音调实时反馈训练、声带接触率反馈训练等治疗方法。
  （2）传统治疗，选择如发声放松训练、喉部按摩法、咀嚼法、哈欠－叹息法、咀嚼法、用力搬椅法、哼鸣法、吟唱法、掩蔽法、碰撞法等治疗方法。

三、ICF 框架下的言语嗓音治疗计划——声门闭合能力

1. 声门闭合能力康复建议逻辑

在进行言语嗓音发声功能的精准评估后，治疗师能通过 ICF 转换器得到患者发声功能的具体损伤程度，根据损伤程度的不同，为患者推荐适合不同损伤程度的治疗方法和训练模式。若患者无法配合治疗师完成精准评估或不能如愿进行精准评估，可直接采用"言语障碍测量仪 S1"的声波模式或"言语障碍矫治仪 S2"的感知声音游戏进行感知声音的练习。若患者可配合完成精准评估，其评估得到的损伤程度为 3 或 4 级，即重度损伤或完全损伤，可采用"言语障碍测量仪 S1"的声波模式及音调模式，或"言语障碍矫治仪 S2"的感知清浊音游戏及感知音调进行清浊音感知实时反馈治疗及音调实时反馈治疗，主要用于进行感知清浊音及感知音调的练习；也可采用言语嗓音综合康复支持中的发声放松训练、气泡式发音法、用力搬椅法等促进治疗法进行训练，为患者建立清浊音及音调的基本感知能力，同时提高患者控制声带闭合的能力。若患者进行发声功能精准评估

后得到的损伤程度为 1 或 2 级，即轻度损伤或中度损伤，可采用"言语障碍测量仪 S1"的基频模式或"言语障碍矫治仪 S2"的音调训练游戏进行音调实时反馈治疗，主要用于帮助患者稳定声门闭合，帮助提高对声带的控制能力；也可采用言语嗓音综合康复支持中的发声放松训练、喉部按摩法、气泡式发音法等治疗方式进行训练，巩固控制声带进行闭合的能力并提高声门闭合的规律性，改善患者的发声功能。

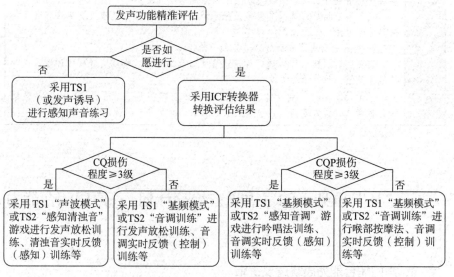

注：TS1 指言语障碍测量仪，TS2 指言语障碍矫治仪。

图 4-4-1　声门闭合能力（声带接触率 CQ、接触率微扰 CQP）的康复建议逻辑图

2. ICF 框架下的言语嗓音治疗计划——声门闭合能力

根据发声功能精准评估的结果及声门闭合能力的康复建议逻辑，针对患者于该阶段的训练进行 ICF 框架下的言语嗓音治疗计划的制订，填写治疗计划表，制订该阶段的训练目标值，并于一个阶段的治疗后查看患者的最终值是否达到该阶段所定的目标，本案例的具体治疗计划见表 4-4-4。

表 4-4-4 吴 ×× 的 ICF 言语嗓音治疗计划（声带接触率、接触率微扰）

治疗任务 （15项）		治疗方法 （实时反馈治疗：S10+V4 项） （传统治疗：R12+P15+R10 项）	康复医师	护士	言语治疗师	特教教师	初始值	目标值	最终值
言语嗓音功能									
b3100 嗓音产生	A4 声带接触率 （CQ）	**实时反馈治疗** ☑ 音调实时反馈训练 ☑ 清浊音实时反馈训练 ☐ 声带接触率反馈训练 ☑ 词语拓展实时反馈训练			√		2	1	1
	A5 接触率微扰 （CQP）	**放松训练** ☑ 呼吸、发声放松训练 ☐ 哈欠 – 叹息法 **呼吸与发声不协调** ☐ 气息式发音法 ☑ 甩臂后推法 **音质异常** ☑ 喉部按摩法 ☐ 哼鸣法 ☑ 气泡式发音法 ☑ 半吞咽法 ☐ 吟唱法			√		3	2	2

本案例患者的声带接触率损伤程度为 2 级，接触率微扰损伤程度为 3 级，在此阶段我们应先进行音调实时视听反馈（音调控制）训练，提高患者对声带振动的控制能力。在实施治疗的过程中，可以主要借助"言语障碍测量仪 S1"的基频模式或"言语障碍矫治仪 S2"的音调感知游戏进行呼吸与发声放松训练、甩臂后推法、喉部按摩法、气泡式发音法、半吞咽法等治疗。

四、声门闭合能力康复治疗过程及实时监控

1. 声门闭合能力康复治疗的过程

在本案例中，根据患者的情况，主要选择了音调实时反馈训练、气泡

式发音法、甩臂后推法作为该患者一次治疗所进行的治疗内容。

（1）音调实时反馈（感知）训练及发声放松训练。

首先进行发声放松训练中的声带放松训练，通过升调快速打嘟训练，放松患者的声带及整个发声器官，升高音调的同时帮助患者声带闭合，患者通过观察治疗师打嘟后实时反馈的基频图像，进行音调的感知，同时治疗师指导患者进行升调快速打嘟训练，放松发声相关的器官。然后通过平调慢速旋转打嘟，帮助患者控制声带闭合，稳定声带闭合的频率，防止软起音或气息声的出现，患者通过观察治疗师打嘟后实时反馈的基频图像，进行音调感知的同时控制声带的闭合，同时治疗师指导患者进行平调慢速打嘟训练。具体步骤如下。

第一步进行发声放松训练（升调快速打嘟）的动作要领学习，如图4-4-2所示，在运动时患者保持上身稳定，自然闭合双唇，深吸气后，双唇振动并带动声带振动，音调快速向上升高，持续发"嘟——"；打嘟时头部向左或右上方做弧状缓慢上升动作。

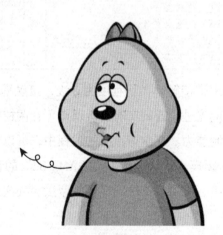

图4-4-2　发声放松训练——升调快速打嘟

第二步采用"言语障碍测量仪 S1"的基频模式或"言语障碍矫治仪 S2"感知音调游戏进行升调快速打嘟的训练。治疗师通过基频模式或感知音调的游戏示范打嘟，让患者观察打嘟过程中随音调升高而上升的基频曲线或游戏中的实时反馈动画，加深患者对音调升高的理解，同时进行发声器官的放松训练，如图4-4-3和图4-4-4所示。

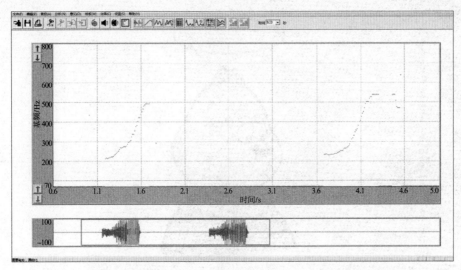

图 4-4-3　音调实时反馈（感知）训练结合发声放松训练——基频模式（声调快速打嘟）

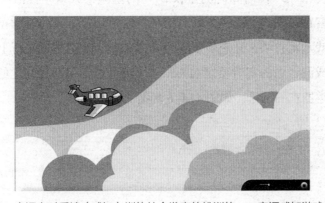

图 4-4-4　音调实时反馈（感知）训练结合发声放松训练——音调感知游戏（飞机）

　　第三步进行发声放松训练（平调慢速旋转打嘟）的动作要领学习，如图 4-4-5 所示，在运动时患者上身稳定，自然闭合双唇，深吸气，气流由肺部发出，双唇振动并带动声带振动，持续慢速发"嘟——"音，与此同时，头部向左或右做慢速旋转，发"嘟——"时要慢速旋转，并且要连贯持续。

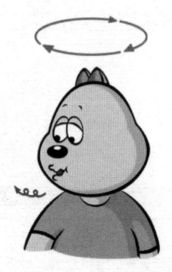

图 4-4-5　发声放松训练——平调旋转打嘟

　　第四步采用"言语障碍测量仪 S1"的基频模式或"言语障碍矫治仪 S2"感知音调游戏进行平调旋转打嘟的训练。治疗师通过基频模式或感知音调的游戏示范打嘟，让患者观察打嘟过程中随音调高低进行上下起伏的基频曲线或游戏中的实时反馈动画，加深患者对音调起伏变化的理解，同时进行发声器官的放松，如图 4-4-6 和图 4-4-7 所示。

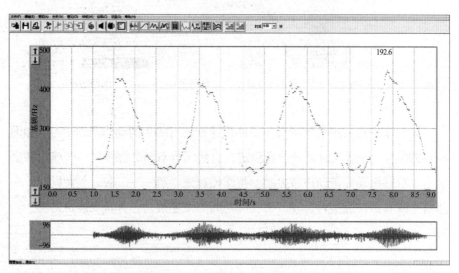

图 4-4-6　音调实时反馈（感知）训练结合发声放松训练——基频模式（平调旋转打嘟）

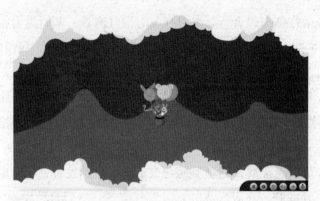

图 4-4-7 音调实时反馈（感知）训练结合发声放松训练——音调感知游戏（热气球）

（2）气泡式发音法训练。

治疗师首先让患者发柔和的气泡音，使声带振动更为均匀且富有规律性，同时使声带内收能力增强，从而改善患者声门闭合不全的问题。而后过渡到以气泡音发高元音，最后撤出气泡音自然发音，帮助患者巩固声带内收，提高声门闭合能力。

第一步学习气泡式发音法的动作要领，可以由治疗师进行示范，嘱咐患者适度张嘴，用"呃"音进行诱导发气泡音，如图 4-4-8 所示，气泡音应是低沉缓慢且连贯的。[①]

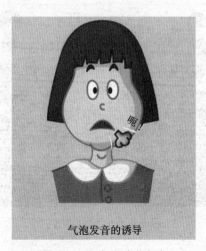

气泡发音的诱导

图 4-4-8 气泡式发音法

---

① 王飞，郑钦，黄昭鸣 . 声门闭合不全的功能性嗓音障碍矫治的个案研究 [J]. 临床耳鼻咽喉头颈外科杂志，2009，23（12）：546-548.

第二步治疗师与患者一起练习呼气时发气泡音，嘱咐患者张开嘴（适度），打开喉腔，在呼气时，从喉咙中发出一系列低沉的、缓慢的噼啪声，如气泡冒出一样。

第三步从呼气时发气泡音过渡到以气泡音发 /i/，嘱咐患者张开嘴（适度），打开喉腔，在呼气发气泡音进行到一半时，以气泡音缓慢发 /i/，并尽量延长。

第四步从气泡音发 /i/ 过渡到练习气泡音后自然发音，嘱咐患者张开嘴（适度），打开喉腔，在吸气或呼气时发气泡音，然后自然发音，如 /i/ 等，并尽量延长。然后撤出气泡音的辅助，直接进行自然发音。

（3）甩臂后推法结合清浊音实时反馈训练。

让患者在甩臂后推的同时突然发音来提高声门闭合能力，减少软起音，帮助其建立正确的起音方式，为稳定患者声门闭合能力提供呼吸与发声功能基础。

第一步学习甩臂后推法动作要领，治疗师向患者示范甩臂后推的动作，并让患者学习一起做；治疗师指导患者紧握双拳提至胸前，嘱咐患者深吸气，然后在用力呼气的同时将手臂突然向下向后甩至臀部以下时，手掌完全张开，如图 4-4-9 所示。

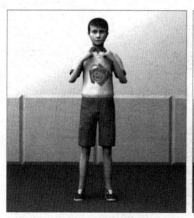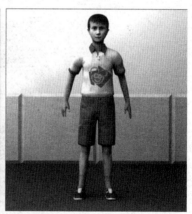

图 4-4-9   甩臂后推法

第二步进行清浊音实时视听反馈训练，治疗师指导患者用力甩臂后推的同时发单元音，如 /ɑ/，注意用力甩手臂，并与此同时起音，以提高声门闭合能力，减少软起音或气息声的产生；与此同时，嘱咐患者观察清浊音实时反馈的声波图像，通过控制声门闭合来改变清音（绿色声波段）与浊音（红色声波段）的长度，从而稳定声门闭合能力，如图 4-4-10 所示。

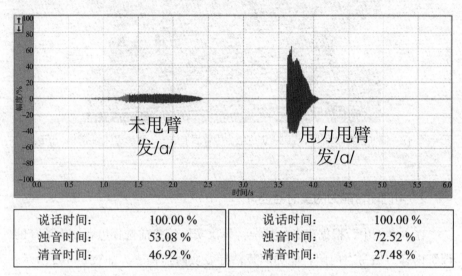

说话时间：	100.00 %	说话时间：	100.00 %
浊音时间：	53.08 %	浊音时间：	72.52 %
清音时间：	46.92 %	清音时间：	27.48 %

图 4-4-10　清浊音实时反馈训练结合甩臂后推法——声波模式（单元音）

第三步当患者能很好地完成上面的动作与发音时，在用力甩臂后推的同时发单音节词，如"怕""辣""包""刀"等。在此基础上，逐渐过渡到正确的起音方式发声，最后省略甩臂动作，直接以正确起音的方式说单音节词，提高声门闭合能力，增加响度，减少软起音和气息声，过渡到正确的自然的发声，如图 4-4-11 和图 4-4-12 所示。

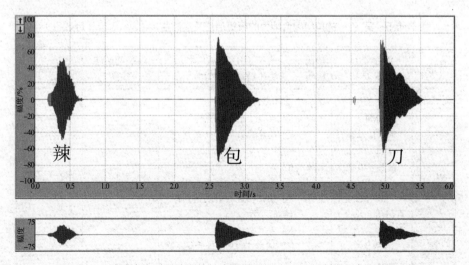

图 4-4-11 清浊音实时反馈训练结合甩臂后推法——声波模式（单音节词）

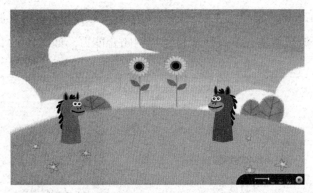

图 4-4-12　清浊音实时反馈（控制）训练结合甩臂后推法——清浊音训练游戏（小毛驴）

2. 声门闭合能力的实时监控

在本案例中，根据患者的情况，每次实施治疗前选择患者该次治疗的训练内容，填写声门闭合能力康复治疗及实时监控表，如表 4-4-5 所示，勾选患者该次治疗的训练内容，并于治疗前后分别记录训练前描述及训练结果，用参数声带接触率和接触率微扰来反映患者该次治疗前后的声门闭合程度及声带振动规律性的变化，实时监控患者的声带振动控制能力是否有所提高，便于治疗师根据患者能力的变化进行治疗计划及训练内容的调整。如表 4-4-5 所示，吴 ×× 经 2018 年 9 月 3 日治疗一次后，其声带接触率由训练前的 34.57% 增加至 37.28%，接触率微扰由训练前的 5.16% 降低至 4.83%，说明声门闭合能力及声带振动规律性均有所改善。

表 4-4-5　吴 ×× 的声门闭合能力的康复治疗及实时监控（2018 年 9 月 3 日）

时间	治疗任务（6项）	损伤程度	治疗方法（针对性治疗）	训练前描述（如需）	训练结果
2018 年 9 月 3 日	M4 声带接触率（CQ）接触率微扰（CQP）声门闭合过度 / 声门闭合不全 / 声带振动不规律的治疗	1 级或 2 级	**实时反馈治疗** ☑ 音调实时反馈训练 □ 响度感知实时反馈训练（控制响度的高低） ☑ 清浊音实时反馈训练 □ 声带接触率反馈训练 □ 词语拓展实时反馈训练 **传统治疗** ☑ 发声放松训练 （平调旋转打嘟、升调 / 降调打嘟）	CQ=34.57% CQP=5.16%	CQ=37.28% CQP=4.83%

续表

时间	治疗任务 （6项）	损伤 程度	治疗方法 （针对性治疗）	训练前描述 （如需）	训练结果
2018年 9月3日	M4 声带接触率 （CQ） 接触率微扰 （CQP） 声门闭合过度/ 声门闭合不全/ 声带振动不规 律的治疗	1级 或 2级	☐ 喉部按摩法（放松喉部肌群） ☐ 气息式发音法（硬起音）（以 /s/、/sh/ 开头的气息式发音） ☑ 甩臂后推法（软起音）（甩臂后边推边说单音节词） ☑ 气泡式发音法（闭合不全）（呼气时发气泡音、以气泡音发 /l/） ☐ 半吞咽法（闭合不全）（半吞咽时发无意义音、bo——m + 以 /y/ 开头的词语） ☐ 吸入式发音法（吸气时发气 /l/）	CQ=34.57% CQP=5.16%	CQ=37.28% CQP=4.83%

五、声门闭合能力的短期目标监控及疗效评价

1. 声门闭合能力的短期目标监控

在本案例中，患者于2018年9月3日起每日进行一次声门闭合能力的康复治疗，每2次训练后进行一次短期目标监控，查看患者声带接触率及接触率微扰损伤程度的改善情况。如表4-4-6所示，经6次治疗后，吴××的声带接触率由34.57%（2018年9月3日测得）增大至45.12%（2018年9月10日测得），其言语基频损伤程度从初始值2级改善至1级；该患者的接触率微扰由5.16%（2018年9月3日测得）降低至3.91%（2018年9月10日测得），达到本期治疗计划中所制订的目标值，建议治疗师在进行下一期的治疗中可以适度增加治疗内容，提高训练的难度，帮助患者改善声门闭合能力及声带振动规律性。

表 4-4-6　吴 × × 声门闭合能力的短期目标监控（2018 年 9 月 3 日—9 月 10 日）

日期	尽可能响地发 /æ/ 音，类似英文发音			听感评估		
	声带接触率（CQ）	声带接触幂（CI）	声门闭合程度	是否挤压喉咙	损伤程度	
2018 年 9 月 3 日	34.57%	0.03%	中度闭合不全	否	初始值	2
2018 年 9 月 6 日	37.28%	0.02%	中度闭合不全	否	目标值	1
2018 年 9 月 10 日	45.12%	0.09%	轻度闭合不全	否	最终值	2 1
日期	CQ 微扰（CQP）	CI 微扰（CIP）	声带振动规律性	是否声带振动失调	损伤程度	
2018 年 9 月 3 日	5.16%	36.51%	严重不规律	是	初始值	3
2018 年 9 月 6 日	4.73%	35.47%	严重不规律	是	目标值	2
2018 年 9 月 10 日	3.91%	32.18%	中度不规律	是	最终值	3 2

视　频

声门闭合不全的
个别化康复案例

2. 声门闭合能力的疗效评价

在本案例中，患者于 9 月 3 日进行为期 2 周的第一阶段治疗，在本阶段治疗结束后，治疗师对患者这一阶段声门闭合能力的治疗进行疗效评价，填写 ICF 言语嗓音疗效评价表。如 4-4-7 所示，患者经 2 周（一阶段）的治疗后，其声门闭合能力的损伤程度由中度改善为轻度，声带振动规律性的损伤程度由重度改善为中度，与本阶段训练前的评估结果相比有了明显的提高，建议下一阶段的治疗中增加音调反馈训练结合吟唱法等训练，进一步帮助患者提高控制声门闭合的能力并规律声带振动。

表 4-4-7　吴 ×× 声门闭合能力的言语嗓音疗效评价（第一阶段）

ICF 类目组合		初期评估					目标值	中期评估（康复　周）						目标达成	末期评估（康复　周）						目标达成
		ICF 限定值						干预	ICF 限定值						干预	ICF 限定值					
		问题							问题							问题					
		0	1	2	3	4			0	1	2	3	4			0	1	2	3	4	
言语嗓音功能																					
b3100 嗓音产生	声带接触率 CQ						1														√
	接触率微扰 CQP						2														√

前位聚焦障碍的个别化康复案例

口腔共鸣功能障碍常见前位聚焦障碍和后位聚焦障碍。在嗓音形成的过程中，由于舌、唇等共鸣器官的运动异常，导致共鸣腔体积异常，使共鸣聚焦点出现偏差，从而影响共鸣效果。若共鸣聚焦点过于靠前便是前位聚焦，如将"狗狗"说成了"抖抖"，反之便是后位聚焦障碍。本节主要采用案例分析的形式具体讲解失语症患者前位聚焦问题的治疗，包括口腔共鸣功能的精准评估、ICF 言语嗓音功能评估、改善口腔共鸣功能的治疗计划、康复治疗过程与实时监控、短期目标监控以及疗效评价。

一、患者基本信息

患者郭 ×× 为一名 49 岁失语症患者，男，于 2018 年 11 月 24 日就诊于上海 ×× 医院，进行言语嗓音功能评估，患者接受评估前的具体情况及基本信息见表 4-5-1。

表 4-5-1 郭 ×× 的基本信息

医院 / 康复机构 / 特殊教育学校 / 资源中心
患者基本信息
姓名：___郭 ××___ 出生日期：___1969 年 7 月 20 日___ 性别：☑ 男 □ 女
检查者：_张 ××_ 评估日期：_2018 年 11 月 24 日_ 编号：___006___
类型：□ 智障___ □ 听障___ □ 脑瘫___ □ 孤独症___ □ 发育迟缓___
☑ 失语症_____ □ 神经性言语障碍（构音障碍）___
□ 言语失用症_____ □ 其他_____
主要交流方式：☑ 口语 □ 图片 □ 肢体动作 □ 基本无交流
听力状况：☑ 正常 □ 异常 听力设备：□ 人工耳蜗 □ 助听器 补偿效果_____
进食状况：流质软食。
言语、语言、认知状况：言语嗓音方面，患者存在明显的异常停顿，听感存在音调偏低、前位聚焦的情况；言语构音方面，言语可懂度较差；语言方面，语言理解能力尚可，语言表达能力欠佳；认知方面，各项功能基本正常。
口部触觉感知状况：口部触觉感知正常。

二、共鸣功能精准评估结果

患者郭 ×× 共鸣功能精准评估中共振峰频率测量的结果见表 4-5-2。

表 4-5-2 郭 ×× 的 /u/ 的第二共振峰频率测量结果

日期	询问发 /u/ 时是否存在前位聚焦，如是进入测试	共振峰频率 $F_2/u/$	共振峰幅度 $A_2/u/$	是否前聚，程度是否严重
2018 年 11 月 24 日		773 Hz	22.6 dB	前聚、不严重

评估结果分析：共鸣功能方面，该患者在口腔共鸣功能方面存在前位聚焦障碍，口腔共鸣功能方面，患者 /u/ 的第二共振峰频率 $F_2/u/$ 为 773 Hz，高于正常范围，存在前位聚焦障碍。进一步描述及相关治疗建议详见表 4-5-3。

表 4-5-3 郭 ×× 的 ICF 言语嗓音功能评估结果（共鸣功能评估）

身体功能，即人体系统的生理功能损伤程度			无损伤	轻度损伤	中度损伤	重度损伤	完全损伤	未特指	不适用
			0	1	2	3	4	8	9
b3101	嗓音音质（Quality of voice）	共振峰频频率（$F_2/i/$）（后位聚焦）	☐	☐	☐	☐	☐	☐	☐
		共振峰频频率（$F_2/u/$）（前位聚焦）	☐	☒	☐	☐	☐	☐	☐
	通过喉及其周围肌肉与呼吸系统配合产生声音的功能 功能受损时表现为发声功能、音调、响度功能；失声、震颤、发声困难								
	信息来源：☒ 病史 　☐ 问卷调查 　☒ 临床检查 　☐ 医技检查								
	问题描述： 　/u/ 的第二共振峰为 773 Hz ↑（正常范围 ≤ 703 Hz） 　音调及舌向后运动能力存在轻度损伤，口腔共鸣功能存在轻度前位聚焦。 进一步描述： 　共鸣功能 　口腔共鸣功能方面建议进行如下治疗 　（1）实时反馈治疗，选择如共振峰实时反馈训练、舌域图实时反馈训练等治疗方法。 　（2）传统治疗，选择如共鸣放松训练、后位音法等治疗方法。								

三、ICF 框架下的言语嗓音治疗计划——口腔共鸣功能

1. 口腔共鸣功能康复建议逻辑

在进行言语嗓音共鸣功能的精准评估后，治疗师能通过 ICF 转换器得到患者发声功能的具体损伤程度，根据损伤程度的不同，为患者推荐适合不同损伤程度的治疗方法和训练模式。若患者无法配合治疗师完成精准评估或不能如愿进行精准评估，可直接采用"言语障碍测量仪 S1"的声波模式或"言语障碍矫治仪 S2"的感知声音游戏进行感知声音的练习。若患者可配合完成精准评估，其评估得到的损伤程度为 3 或 4 级，即重度损伤或完全损伤，可采用言语嗓音综合康复支持中的共鸣放松训练、后位音法等促进治疗法进行训练，为患者放松共鸣相关肌群及共鸣器官，同时提高患者舌向后运动的能力。[①]若患者进行共鸣功能精准评估后得到的损伤程度为 1 或 2 级，即轻度损伤或中度损伤，可采用"言语障碍测量仪 S1"的共振峰模式进行共振峰实时反馈治疗，主要用于巩固舌向后运动的能力，也可采用言语嗓音综合康复支持中的共鸣放松训练、后位音法等治疗方式进行训练，稳定舌向后运动的能力，帮助提高整体口腔共鸣能力。

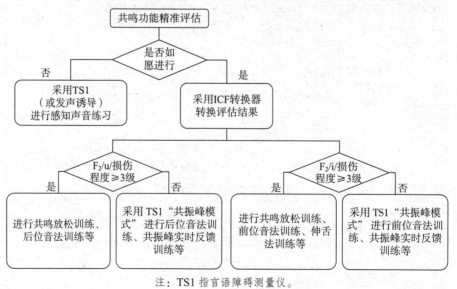

注：TS1 指言语障碍测量仪。

图 4-5-1　口腔共鸣功能（第二共振峰频率）的康复建议逻辑图

---

① 万勤，黄昭鸣，卢红云，等 . 口腔共鸣障碍的矫治 [J]. 中国听力语言康复科学杂志，2012（5）：379–381.

2. ICF 框架下的言语嗓音治疗计划——口腔共鸣功能

根据共鸣功能精准评估的结果及口腔共鸣功能的康复建议逻辑，针对患者于该阶段的训练进行 ICF 框架下的言语嗓音治疗计划的制订，填写治疗计划表，制订该阶段的训练目标值，并于一个阶段的治疗后查看患者的最终值是否达到该阶段所定的目标，本案例的具体治疗计划见表 4-5-4。

表 5-5-4　郭 ×× 的 ICF 言语嗓音治疗计划（第二共振峰频率）

治疗任务 （6项）		治疗方法 （实时反馈治疗：S10+V4项） （传统治疗：R12+P15+R10项）	康复医师	护士	言语治疗师	特教教师	初始值	目标值	最终值
言语嗓音功能									
b3101 嗓音 音质	A12 共振峰频率 （F₂/u/） （前位聚焦）	**实时反馈治疗** □ 情绪唤醒、发声诱导 ☑ 共振峰实时反馈 ☑ 舌域图实时反馈 ☑ 音调实时反馈训练 **放松训练** ☑ 发声、共鸣放松训练 **口腔共鸣异常** □ 口腔共鸣法 ☑ 后位音法 □ 前位音法			√		1	0	0

本案例患者的 /u/ 的第二共振峰频率损伤程度为 1 级，在此阶段我们应先进行共振峰实时反馈训练，提高患者控制舌向后运动的能力，同时进行后位音法的训练，增强患者口腔共鸣的能力，逐步减少前位聚焦的现象。在实施治疗的过程中，可以主要借助"言语障碍测量仪 S1"的共振峰（LPC）模式进行共鸣放松训练、后位音法等治疗。

四、口腔共鸣功能康复治疗过程及实时监控

1. 口腔共鸣功能康复治疗的过程

在本案例中，根据患者的情况，主要选择了共振峰实时反馈训练、后

位音法结合音调实时反馈训练与舌域图实时反馈训练作为该患者一次治疗所进行的治疗内容。

（1）共振峰实时反馈训练及共鸣放松训练。

首先进行共鸣放松训练中的口腔放松训练，通过颌部放松运动、唇部放松运动、舌部运动这三步口腔放松训练，放松口面部肌群，为建立有效的口腔共鸣提供基础。然后通过观察发声后实时反馈的共振峰图像，进行口腔共鸣的感知，增加患者舌的前后运动的范围，加深对舌前后运动的控制。具体步骤如下。

第一步进行共鸣放松训练（口腔放松训练），如图 4-5-2 所示，治疗师指导患者进行颌部、唇部、舌部的运动。在颌部放松运动中治疗师可以提示患者通过想象口中有一大块口香糖，而尽可能大幅度地做咀嚼运动（也可真的使用口香糖、果汁软糖等物进行），咀嚼尽可能幅度大。唇部放松运动中治疗师可以利用图片，与患者一起练习唇部放松运动。闭上双唇，想象口中有一大块口香糖，然后尽可能大幅度地做咀嚼运动。舌部放松运动中嘱患者闭上双唇，用舌尖"洗刷"牙齿外表面，注意舌尖须从上牙列外表面向下牙列外表面做顺时针旋转运动，约持续 30 s，然后沿下牙外表面向上牙外表面做逆时针旋转运动，约持续 30 s。

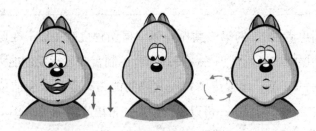

图 4-5-2　共鸣放松训练——口腔放松训练

第二步采用"言语障碍测量仪 S1"的共振峰模式进行口腔共鸣放松的训练。治疗师指导患者通过共振峰（LPC）模式进行发声，先从舌前位音开始，逐步向后至舌后位音，如 /i—ɑ—u—o—/，让患者观察发声过程中共振峰图像的变化，逐步感知不同舌位的口腔共鸣感觉，如图 4-5-3 所示。

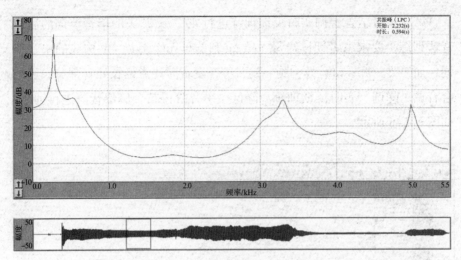

图 4-5-3　共振峰实时反馈训练结合共鸣放松训练——共振峰模式（口腔放松训练）

（2）后位音法结合音调（降调）实时反馈训练。

治疗师首先让患者通过发一些发音部位靠后的音来体会发音时舌位靠后的感觉。可以结合音调实时反馈训练一并进行，然后可结合音调实时反馈训练通过发一些 /k/、/g/ 开头的单、双音节词来帮助患者将聚焦点向舌后位转移，降低音调更容易诱导后位音出现，帮助稳定舌向后的运动。

第一步学习夸张发 /k/、/g/ 本音，可以由治疗师提示患者夸张地发 /k/、/g/ 本音，如图 4-5-4 所示，利用视觉提示等方式，让患者其体会发音时舌位靠后的感觉。

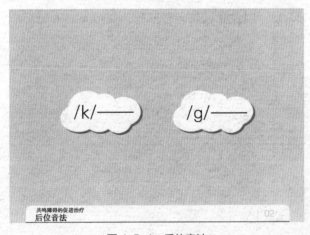

图 4-5-4　后位音法

　　第二步可结合音调实时反馈训练进行 /k/、/g/ 开头的单音节词的后位音法训练，要求患者朗读声母 /k/、/g/ 和韵母 /u/、/ou/、/e/ 构成的单音节词，如"哭、裤、口、鼓、狗、鸽"等，发音时注意延长元音部分，可结合音调（降调）实时反馈训练，降低一个音阶再结合后位音法进行训练，如图 4-5-5 所示。

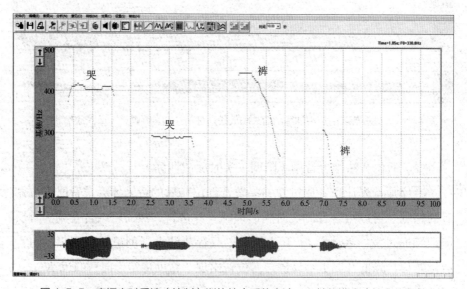

图 4-5-5　音调实时反馈（控制）训练结合后位音法——基频模式（单音节词）

　　第三步可结合音调实时反馈训练进行 /k/、/g/ 开头的双音节词的后位音法训练，要求患者朗读以 /k/ 和 /g/ 开头的词语，如"苦瓜、开关、哥哥、顾客"等，发音时注意延长元音部分，如图 4-5-6 所示。

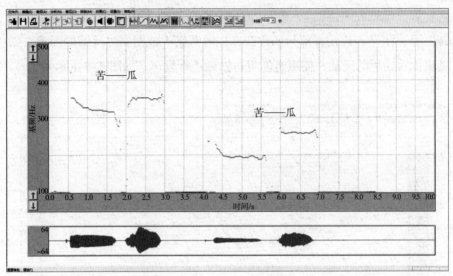

图 4-5-6　音调实时反馈（控制）训练结合后位音法——基频模式（双音节词）

（3）后位音法结合舌域图实时反馈训练。

通过舌域图实时反馈的方式，患者一边发声一边根据舌域图反馈的图像调整舌位，稳定舌向后运动的能力，同时改善口腔共鸣整体功能。

第一步学习夸张发 /k/、/g/ 本音，具体内容详见本节。

第二步患者朗读声母 /k/、/g/ 和韵母 /u/、/ou/、/e/ 构成的单音节词，如"哭、裤、口、鼓、狗、鸽"等，注意延长元音部分的发音，同时观察舌域图实时反馈的图像，以自我调整舌的运动及舌位建立正常的口腔共鸣，如图 4-5-7 所示。

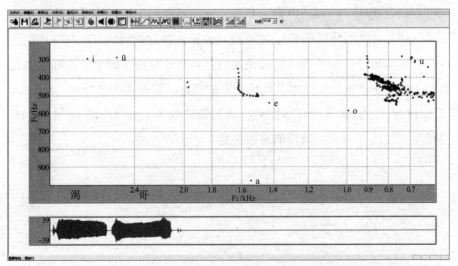

图 4-5-7　舌域图实时反馈训练结合后位音法——元音跟踪模式（单元音）

第三步患者朗读以 /k/ 和 /g/ 开头的词语，如"苦瓜、开关、哥哥、顾客"等，注意延长元音部分的发音，同时观察舌域图实时反馈的图像，帮助巩固舌向后的运动，使患者能更自然地进行发声，如图 4-5-8 所示。

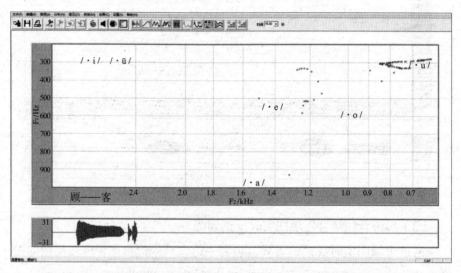

图 4-5-8　舌域图实时反馈训练结合后位音法——元音跟踪模式（双音节词）

2. 口腔共鸣功能的实时监控

在本案例中，根据患者的情况，每次实施治疗前选择患者该次治疗的训练内容，填写口腔共鸣功能康复治疗及实时监控表，如表 4-5-5 所示，勾选患者该次治疗的训练内容，并于治疗前后分别记录训练前描述及训练结果，用参数共振峰频率 F_2/u/ 来反映患者该次治疗前后的口腔共鸣功能的变化，实时监控患者的舌向后运动能力是否有所提高，便于治疗师根据患者能力的进步进行治疗计划及训练内容的调整。如表 4-5-5 所示，郭 ×× 经 2018 年 11 月 24 日治疗一次后，其共振峰频率 F_2/u/ 由训练前的 773 Hz 降低至 752 Hz，口腔共鸣功能有所提高。

表 4-5-5　郭 ×× 的口腔共鸣功能的康复治疗及实时监控（2018 年 11 月 24 日）

时间	治疗任务（6 项）	损伤程度	治疗方法（针对性治疗）	训练前描述（如需）	训练结果
2018 年 11 月 24 日	M10 前位聚焦的治疗（共振峰频率 $F_2/u/$）	1 级或 2 级	实时反馈治疗 ☑ 音调实时反馈训练（降低音调） ☑ 共振峰实时反馈训练 ☑ 舌域图实时反馈训练 传统治疗 ☑ 共鸣放松训练（放松口面部肌群） ☑ 后位音法（发 /k/、/g/ 开头的单、双音节词）	$F_2/u/$=773 Hz	$F_2/u/$=752 Hz

五、口腔共鸣功能的短期目标监控及疗效评价

1. 口腔共鸣功能的短期目标监控

在本案例中，患者于 2018 年 11 月 24 日起每周日进行 3 次口腔共鸣功能的康复治疗，每 2 次训练后进行一次短期目标监控，查看患者共振峰频率损伤程度的改善情况。如表 4-5-6 所示，经 6 次治疗后，郭 ×× 的共振峰频率 $F_2/u/$ 由 773 Hz（2018 年 11 月 24 日测得）降低至 678 Hz（2018 年 12 月 2 日测得），其共振峰频率损伤程度从初始值 1 级改善至 0，达到本期治疗计划中所制订的目标值，并已达正常范围。

表 4-5-6　郭 ×× 口腔共鸣功能的短期目标监控（2018 年 11 月 24 日—12 月 2 日）

日期	询问发 /u/ 时是否存在前位聚焦，如是进入测试	共振峰频率（$F_2/u/$）	共振峰幅度（$A_2/u/$）	是否前位聚焦，程度是否严重	损伤程度	
2018 年 11 月 24 日	是	773 Hz	22.6 dB	前聚、不严重	初始值	1
					目标值	0

续表

日期	询问发 /u/ 时是否存在前位聚焦,如是进入测试	共振峰频率（F_2/u/）	共振峰幅度（A_2/u/）	是否前位聚焦,程度是否严重	损伤程度	
2018 年 11 月 28 日	是	730 Hz	21.3 dB	前聚、不严重	最终值	1
2018 年 12 月 2 日	否	678 Hz	18.1 dB	无前聚		0

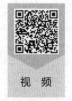

视 频

前位聚焦的
个别化康复案例

2. 口腔共鸣功能的疗效评价

在本案例中,患者于 2018 年 11 月 24 日进行为期 2 周的第一阶段治疗,在本阶段治疗结束后,治疗师对患者这一阶段口腔共鸣功能的治疗进行疗效评价,填写 ICF 言语嗓音疗效评价表。如 4-5-7 所示,患者经 2 周（一阶段）的治疗后,其口腔共鸣功能的损伤程度由轻度改善为无损伤,与本阶段训练前的评估结果相比有了明显的提高,已达正常水平。

表 4-5-7　郭 ×× 口腔共鸣功能的言语嗓音疗效评价（第一阶段）

ICF 类目组合		初期评估 ICF 限定值 问题						目标值	中期评估（康复　周）							目标达成	末期评估（康复　周）							目标达成
		0	1	2	3	4			干预	ICF 限定值 问题							干预	ICF 限定值 问题						
										0	1	2	3	4				0	1	2	3	4	
言语嗓音功能																								
b3101 嗓音音质	F_2/u/ 前位聚焦							0																√

鼻音功能亢进的个别化康复案例

软腭在鼻腔中起到了类似阀门的作用，软腭放松垂下时气流得以通过鼻腔，而软腭上抬时气流则大部分从口腔通过，由此区分口腔共鸣和鼻腔共鸣。在发鼻音时，通常软腭垂下，而发非鼻音时，软腭上抬。由此不难理解，若是患者在发非鼻音时软腭也保持放松下垂的状态，患者所发的非鼻音听感也好似有鼻音，这也称为鼻音功能亢进，多数腭裂患者存在该现象，此外，部分神经性言语障碍患者及脑性瘫痪患者亦存在鼻音功能亢进的问题。本节主要采用案例分析的形式具体讲解失语症患者鼻音功能亢进问题的治疗，包括鼻腔共鸣功能的精准评估、ICF言语嗓音功能评估、改善鼻腔共鸣功能的治疗计划、康复治疗过程与实时监控、短期目标监控以及疗效评价。

一、患者基本信息

患者王××为一名10岁腭裂患者，男，于2018年11月24日就诊于上海××医院，进行言语嗓音功能评估，患者接受评估前的具体情况及基本信息见表4-6-1。

表 4-6-1　王 ×× 的基本信息

医院 / 康复机构 / 特殊教育学校 / 资源中心
患者基本信息

姓名：＿＿王××＿＿　出生日期：＿2008 年 7 月 25 日＿　性别：☑ 男　□ 女
检查者：＿张××＿　评估日期：＿2018 年 11 月 24 日＿　编号：＿＿007＿＿
类型：□ 智障＿＿＿　□ 听障＿＿＿　□ 脑瘫＿＿＿　□ 孤独症＿＿＿　□ 发育迟缓＿＿＿
　　　□ 失语症＿＿＿＿＿　□ 神经性言语障碍（构音障碍）＿＿＿＿＿＿
　　　□ 言语失用症＿＿＿＿＿　☑ 其他＿＿＿＿＿＿腭裂＿＿＿＿＿
主要交流方式：☑ 口语 □ 图片 □ 肢体动作 □ 基本无交流
听力状况：☑ 正常 □ 异常　听力设备：□ 人工耳蜗 □ 助听器 补偿效果＿＿＿＿＿
进食状况：＿流质软食。＿
言语、语言、认知状况：＿言语嗓音方面，患者听感存在粗糙声、鼻音功能亢进的情况；
言语构音方面，各声母音位均已习得；语言方面，语言理解能力尚可，但语言表达能力
欠佳；认知方面，各项功能基本正常。＿
口部触觉感知状况：＿口部触觉感知正常。＿

二、共鸣功能精准评估结果

患者王 ×× 共鸣功能精准评估中鼻流量测量的结果见表 4-6-2。

表 4-6-2　王 ×× 的鼻流量测量结果

日期	发 /ɑ/ 时是否存在鼻腔共鸣，如是进入测试	鼻流量（NL）	鼻口共鸣比（NOR）	是否亢进，程度是否严重
2018 年 11 月 24 日		39.33%	89.89%	亢进、不严重

评估结果分析：共鸣功能方面，该患者存在鼻音功能亢进的现象，鼻腔共鸣功能方面，鼻流量为 39.33%，高于正常范围。进一步描述及相关治疗建议详见表 4-6-3。

表 4-6-3　郭 ×× 的 ICF 言语嗓音功能评估结果（共鸣功能评估）

身体功能，即人体系统的生理功能 损伤程度			无损伤	轻度损伤	中度损伤	重度损伤	完全损伤	未特指	不适用
			0	1	2	3	4	8	9
b3101	嗓音音质 （Quality of voice）	鼻流量（NL）	☐	☒	☐	☐	☐	☐	☐
		鼻口腔共鸣比 （NOR）	☐	☒	☐	☐	☐	☐	☐
	通过喉及其周围肌肉与呼吸系统配合产生声音的功能 功能受损时表现为发声功能、音调、响度功能；失声、震颤、发声困难									
	信息来源：☒ 病史　☐ 问卷调查　☒ 临床检查　☐ 医技检查									
	问题描述： 　　鼻流量为 39.33% ↑，高于正常范围 　　鼻腔共鸣功能存在轻度损伤，存在轻度的鼻音功能亢进。 进一步描述： 　　共鸣功能 　　鼻腔共鸣功能方面建议进行如下治疗 　　（1）实时反馈治疗，选择如音调实时反馈训练、鼻流量（NL）实时反馈训 练、口鼻腔 LPC 实时反馈训练等治疗方法。 　　（2）传统治疗，选择如共鸣放松训练、口腔共鸣法、鼻音 / 边音刺激法等治 疗方法。									

三、ICF 框架下的言语嗓音治疗计划——鼻腔共鸣功能

1. 鼻腔共鸣功能康复建议逻辑

在进行言语嗓音共鸣功能的精准评估后，治疗师能通过 ICF 转换器得到患者发声功能的具体损伤程度，根据损伤程度的不同，为患者推荐适合不同损伤程度的治疗方法和训练模式。若患者无法配合治疗师完成精准评估或不能如愿进行精准评估，可直接采用"言语障碍测量仪 S1"的声波模式或"言语障碍矫治仪 S2"的感知声音游戏进行感知声音的练习。若患者可配合完成精准评估，其评估得到的损伤程度为 3 或 4 级，即重度损伤或完全损伤，可采用言语嗓音综合康复支持中的共鸣放松训练、口腔 / 鼻腔共鸣法

等促进治疗法进行训练^①，为患者放松共鸣相关肌群及共鸣器官，同时提高患者软腭运动的能力。^②若患者进行共鸣功能精准评估后得到的损伤程度为1或2级，即轻度损伤或中度损伤，可采用"言语障碍测量仪 S1"的基频模式进行音调实时反馈治疗，主要用于巩固软腭运动的能力；也可采用言语嗓音综合康复支持中的口腔/鼻腔共鸣法、鼻音/边音刺激法等治疗方式进行训练，稳定软腭上抬运动的能力，帮助改善鼻音功能亢进的现象。^③

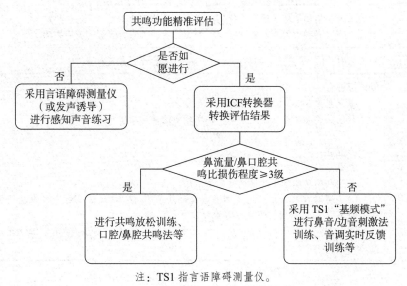

注：TS1 指言语障碍测量仪。

图 4-6-1　鼻腔共鸣功能（鼻流量）的康复建议逻辑图

2. ICF 框架下的言语嗓音治疗计划——鼻腔共鸣功能

根据共鸣功能精准评估的结果及鼻腔共鸣功能的康复建议逻辑，针对患者于该阶段的训练进行 ICF 框架下的言语嗓音治疗计划的制订，填写治疗计划表，制订该阶段的训练目标值，并于一个阶段的治疗后查看患者的最终值是否达到该阶段所定的目标，本案例的具体治疗计划见表 4-6-4。

① 万勤，黄昭鸣，杜晓新.肌强直患者鼻音功能亢进的个案分析 [J]. 中国听力语言康复科学杂志，2006（2）：51-53.
② 万萍，黄昭鸣，魏霜，等.鼻音功能异常聋儿的评估与矫治个案研究 [J]. 听力学及言语疾病杂志，2008，16（2）：152-153.
③ 李宁，黄昭鸣，周林灿，等.3-5 岁听障儿童鼻音障碍特征及康复训练研究 [J]. 中国特殊教育，2012（9）：24-29.

表 4-6-4　王 ×× 的 ICF 言语嗓音治疗计划（鼻流量）

治疗任务 （6 项）		治疗方法 （实时反馈治疗：S10+V4 项） （传统治疗：R12+P15+R10 项）	康复医师	护士	言语治疗师	特教教师	初始值	目标值	最终值
言语嗓音功能									
b3101 嗓音 音质	A12 共振峰频率 （F₂/u/） （前位聚焦）	**实时反馈治疗** ☐ 情绪唤醒、发声诱导 ☑ 音调实时反馈训练 ☑ 响度实时反馈训练 ☑ 鼻流量（NL）实时反馈 ☐ 口鼻腔（LPC）实时反馈训练 **放松训练** ☑ 发声、共鸣放松训练 **鼻腔共鸣异常** ☐ 口腔共鸣法 ☑ 鼻腔共鸣法 **共鸣音质异常** ☑ 鼻音 / 边音刺激法 ☐ U 声道法 ☐ 头腔共鸣法 ☐ 胸腔共鸣法			√		1	0	0

本案例患者的鼻流量损伤程度为 1 级，在此阶段我们应先进行音调实时反馈训练，通过降低音调的训练帮助患者改善鼻音功能亢进的问题，同时进行口腔共鸣法训练，增强患者进行口腔共鸣的能力，逐步减少鼻音功能亢进的现象。在实施治疗的过程中，可以主要借助"言语障碍测量仪 S1"的基频模式进行发声放松训练、共鸣放松训练、口腔共鸣法、鼻音 / 边音刺激法等治疗。

四、鼻腔共鸣功能康复治疗过程及实时监控

1. 鼻腔共鸣功能康复治疗的过程

在本案例中，根据患者的情况，主要选择了音调实时反馈训练、口腔共鸣法、鼻音 / 边音刺激法结合鼻流量（NL）实时反馈训练作为该患者一

次治疗所进行的治疗内容。

（1）音调实时反馈训练及发声、共鸣放松训练。

首先进行发声放松训练中的声带放松训练，通过降调打嘟放松声带及整个发声器官，帮助患者降低音调。然后通过观察打嘟时实时反馈的基频曲线，帮助患者控制基频的下降；进行降调打嘟训练，将音调降低到一个更加自然的水平，能使声道发挥更加有效的共鸣作用。接着进行共鸣放松训练中的口腔放松训练，放松口面部肌群的同时，为患者提供更好的产生有效口腔共鸣的基础，具体步骤如下。

第一步进行发声放松训练（声带放松训练），如图 4-6-2 所示，治疗师指导患者保持上身稳定，自然闭合双唇，深吸气后，双唇振动并带动声带振动，音调快速降低，持续发"嘟——"，打嘟时头部向左或右下方做弧状缓慢下降动作。

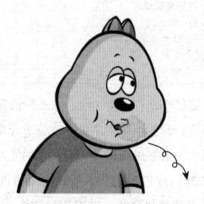

图 4-6-2　发声放松训练——声带放松训练（降调打嘟）

第二步采用"言语障碍测量仪 S1"的基频模式进行发声放松训练。治疗师指导患者在打嘟的同时进行音调实时反馈训练，让患者观察发声时随之变化的基频图像，帮助患者控制基频的下降，如图 4-6-3 所示。

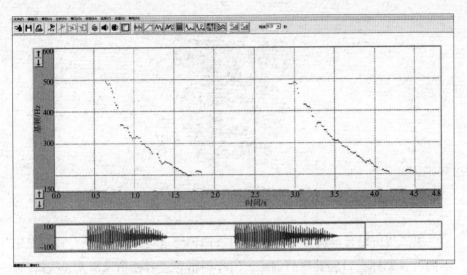

图 4-6-3 音调实时反馈训练结合发声放松训练——基频模式（降调打嘟训练）

第三步进行共鸣放松训练（口腔放松训练），如图 4-6-4 所示，治疗师指导患者进行颌部、唇部、舌部的运动，具体步骤可参见本章第五节。

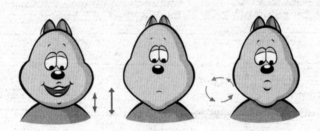

图 4-6-4 共鸣放松训练——口腔放松训练

（2）口腔共鸣法结合鼻流量（NL）实时反馈训练。

治疗师首先让患者通过发一些放松咽腔的音来体会口腔共鸣的感觉。可以结合鼻流量（NL）实时反馈训练一并进行，然后可结合鼻流量实时反馈训练通过发一些高元音来帮助患者闭合腭咽，感受较强的口腔共鸣，增强患者对高元音口腔共鸣的感知。

第一步学习口腔共鸣法的动作要领，治疗师指导患者在咽腔打开、放松，同时舌放松，舌尖抵住下切牙的状态下发 /ha/ 音；在咽腔缩紧，舌收缩成束状，下颌张开度减小的状态下发 /hu/ 音，如图 4-6-5 所示。

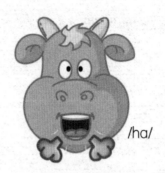

图 4-6-5　口腔共鸣法发（ha）

第二步可结合鼻流量（NL）实时反馈训练进行，发 /u——/ 音，变化不同的音调体会口腔共鸣的训练，治疗师指导患者模仿风声发 /u/ 音，观察鼻流量的曲线和声波。若鼻流量曲线幅度增大，则表示鼻腔共鸣仍旧偏高，如图 4-6-6 所示，通过发声时变化不同的音调帮助患者体会韵母共鸣和音调的变化。

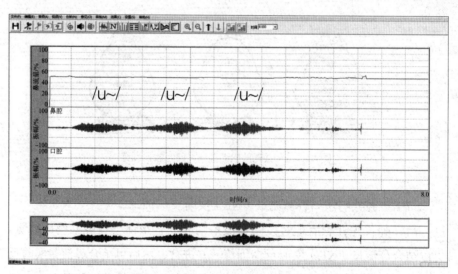

图 4-6-6　鼻流量（NL）实时反馈训练结合口腔共鸣法——鼻流量模式

第三步可结合鼻流量（NL）实时反馈训练进行高元音的口腔共鸣训练，治疗师指导患者分别发高元音 /i/、/u/、/ü/，分别观察三个高元音的鼻流量的曲线和声波。如图 4-6-7 所示，通过发高元音帮助患者在腭咽闭合较好的情况下感受较强的口腔共鸣，增强患者对高元音口腔共鸣的感知。

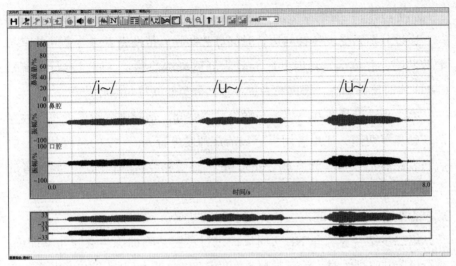

图 4-6-7　鼻流量（NL）实时反馈训练结合口腔共鸣法——鼻流量模式（高元音）

　　第三步可结合鼻流量（NL）实时反馈训练进行单音节词的口腔共鸣训练，治疗师指导患者分别发单音节词"鱼""扑"，分别观察两个单音节词的鼻流量的曲线和声波，如图 4-6-8 所示。通过发以高元音或送气塞音开头的单音节词帮助患者在腭咽闭合较好的情况下感受较强的口腔共鸣，同时进行鼻流量 NL 实时反馈训练，增强患者对口腔共鸣的感知，从而改善鼻音功能亢进的情况。

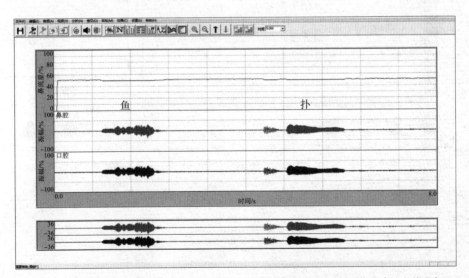

图 4-6-8　鼻流量（NL）实时反馈训练结合口腔共鸣法——鼻流量模式（单音节词）

（3）鼻音 / 边音刺激法结合鼻流量（NL）实时反馈训练。

通过分别感受发鼻音与边音时的鼻腔共鸣，帮助患者区分鼻腔共鸣与喉腔共鸣，并体会发声时共鸣腔较为舒适自然的感觉，同时进行鼻流量（NL）实时反馈训练，帮助患者进一步区分鼻腔共鸣与喉腔共鸣。

第一步进行鼻腔共鸣感知与喉腔共鸣感知。治疗师嘱咐患者将手放在治疗师鼻翼两侧，让患者用手感知治疗师发鼻音 /m/、/n/ 的鼻腔共鸣；之后患者跟着治疗师一起发鼻音 /m/、/n/，感受鼻腔共鸣；随后，将患者的手放在治疗师的喉部，让患者用手感知治疗师发边音 /l/ 时的喉腔共鸣；之后患者跟着治疗师一起发边音 /l/ 感受喉腔共鸣。

第二步结合鼻流量 NL 实时反馈进行鼻腔共鸣训练与喉腔共鸣训练。进行鼻腔共鸣训练时，治疗师嘱患者发鼻音 /m/ 或 /n/ 开头的单音节词，在每个词之间加入 /a/ 音，连续发音，如"牛啊牛，牛"，感受鼻腔共鸣；在进行喉腔共鸣训练时，发边音 /l/ 开头的单音节词，在每个词之间加入 /a/ 音，如"龙啊龙，龙"，感受鼻腔共鸣，同时观察鼻流量（NL）实时反馈的鼻流量曲线，帮助患者进一步区分鼻腔共鸣与喉腔共鸣，同时帮助患者进行软腭运动控制的训练，如图 4-6-9 与图 4-6-10 所示。

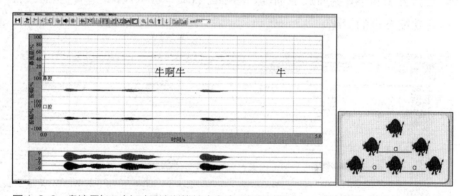

图 4-6-9　鼻流量（NL）实时反馈训练结合鼻音/边音刺激法——鼻流量模式（鼻腔共鸣训练）

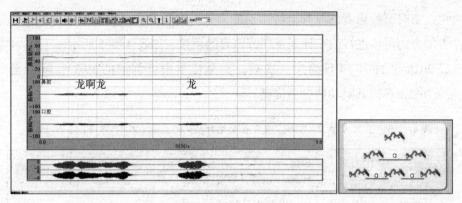

图4-6-10 鼻流量（NL）实时反馈训练结合鼻音/边音刺激法——鼻流量模式（喉腔共鸣训练）

第三步结合鼻流量（NL）实时反馈训练进行鼻、喉腔交通训练，交替发鼻音与边音，如"龙啊牛啊龙"等，通过将鼻音 /m/、/n/ 与边音 /l/ 结合起来，交替训练，同时进行鼻流量（NL）实时反馈训练，巩固鼻腔、喉腔共鸣，促进鼻腔和喉腔间共鸣的转换，帮助患者在连续发音中区分鼻腔共鸣与喉腔共鸣，提高共鸣音质，如图4-6-11所示。

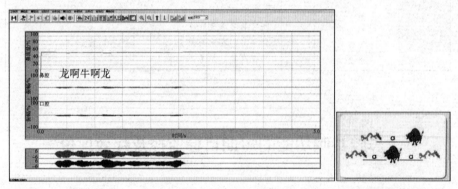

图4-6-11 鼻流量（NL）实时反馈训练结合鼻音 / 边音刺激法——鼻流量模式（鼻、喉腔共鸣交替训练）

2. 鼻腔共鸣功能的实时监控

在本案例中，根据患者的情况，每次实施治疗前选择患者该次治疗的训练内容，填写鼻音功能亢进的康复治疗及实时监控表，如表4-6-5所示，勾选患者该次治疗的训练内容，并于治疗前后分别记录训练前描述及训练结果，用参数鼻流量来反映患者该次治疗前后的鼻腔共鸣功能的变化，实时监控患者的软腭上抬运动能力是否有所提高，便于治疗师根据患者能力的进步进行治疗计划及训练内容的调整。如表4-6-5所示，王××经2018年11月24日治疗一次后，其鼻流量由训练前的39.33%降低至38.76%，鼻腔共鸣功能有所提高。

表4-6-5　王××的鼻腔共鸣功能的康复治疗及实时监控（2018年11月24日）

时间	治疗任务 （6项）	损伤 程度	治疗方法 （针对性治疗）	训练前描述 （如需）	训练结果
2018年 11月24日	M12 鼻口腔共鸣比 （NOR） 鼻流量 （NL） 鼻音功能亢进/ 鼻音功能低下 的治疗	1级 或 2级	**实时反馈治疗** ☑ 音调实时反馈训练 （亢进：降调；低下：升调） ☑ 鼻流量 NL 实时反馈训练 ☐ 口鼻腔 LPC 实时反馈训练 （亢进：平调和降调；低下： 平调和升调） **传统治疗** ☑ 共鸣放松训练 （放松口面部肌群） ☑ 口腔共鸣法 （发高元音 /i/、/u/、/ü/） ☐ 鼻腔共鸣法 （发含有鼻音的词） ☑ 鼻音/边音刺激法 （交替发鼻、喉腔共鸣音）	NL=39.33%	NL=38.76%

五、鼻腔共鸣功能的短期目标监控及疗效评价

1. 鼻腔共鸣功能的短期目标监控

在本案例中，患者于2018年11月24日起每周日进行3次鼻腔共鸣功能的康复治疗，每2次训练后进行一次短期目标监控，查看患者鼻流量损伤程度的改善情况。如表4-6-6所示，经6次治疗后，王××的鼻流量由39.33%（2018年11月24日测得）降低至37.53%（2018年11月30日测得），其鼻流量损伤程度从初始值1级改善至0级，达到本期治疗计划中所制订的目标值，并已达正常范围。

表 4-6-6 王 ×× 共鸣功能的短期目标监控（2018 年 11 月 24 日—12 月 2 日）

日期	发 /ɑ/ 时是否存在鼻腔共鸣，如是进入测试	鼻流量（NL）	鼻口共鸣比（NOR）	是否亢进，程度是否严重	损伤程度		NL	NOR
2018 年 11 月 24 日	异常	39.33%		亢进，不严重	初始值		1	
					目标值		0	
2018 年 11 月 26 日	异常	38.76%		亢进，不严重	最终值		1	
2018 年 11 月 30 日		37.53%		无亢进			0	

2. 鼻腔共鸣功能的疗效评价

在本案例中，患者于 2018 年 11 月 24 日进行为期 2 周的第一阶段治疗，在本阶段治疗结束后治疗师对患者这一阶段鼻腔共鸣功能的治疗进行疗效评价，填写 ICF 言语嗓音疗效评价表。如表 4-6-7 所示，患者经 2 周（一阶段）的治疗后，其鼻腔共鸣功能的损伤程度由轻度达到无损伤，与本阶段训练前的评估结果相比有了明显的提高，已达正常水平。

视频

鼻音功能亢进的个别化康复案例

表 4-6-7 王 ×× 鼻腔共鸣功能的言语嗓音疗效评价（第一阶段）

ICF 类目组合		初期评估					目标值	中期评估（康复 周）						目标达成	末期评估（康复 周）						目标达成
		ICF 限定值						干预	ICF 限定值						干预	ICF 限定值					
		问题							问题							问题					
		0	1	2	3	4			0	1	2	3	4			0	1	2	3	4	
言语嗓音功能																					
b3101 嗓音音质	F₂/u/ 前位聚焦						0									√					√

REFERENCES

主要
参考
文献

一、中文文献

[1] [德] 比肯巴赫，等. ICF 核心分类组合临床实践手册 [M]. 邱卓英，励建安，吴弦光，译. 北京：人民军医出版社，2013.

[2] 杜晓新，黄昭鸣. 教育康复学导论 [M]. 北京：北京大学出版社，2018.

[3] 黄昭鸣，朱群怡，卢红云. 言语治疗学 [M]. 上海：华东师范大学出版社，2017.

[4] 万勤. 言语科学基础 [M]. 上海：华东师范大学出版社，2016.

[5] 杜晓新，王蕾，卢红云，等. 共鸣障碍评估的原理与方法 [J]. 中国听力语言康复科学杂志，2011（3）：66-69.

[6] 胡金秀，白银婷，黄昭鸣. 听障儿童声带小结个案研究 [J]. 中国听力语言康复科学杂志，2011（6）：49-51.

[7] 黄昭鸣. 言语矫治实用方法（Ⅴ）发声运动——鼻音 / 边音刺激、伸舌法 /i/[J]. 中国听力语言康复科学杂志，2007（6）：69-71.

[8] 黄昭鸣，白银婷，罗朝龙. 响度梯度训练法矫治听障儿童响度低下障碍的个案研究 [J]. 中国听力语言康复科学杂志，2010（4）：63-65.

[9] 黄昭鸣，杜晓新，蔡红霞. 平均言语基频常模的制订及其相关研究 [J]. 中国听力语言康复科学杂志，2005，3（2）：26-30.

[10] 黄昭鸣，胡金秀，万勤，等. 发声障碍评估的原理及方法 [J]. 中国听力语言康复科学杂志，2011（2）：64-66.

[11] 黄昭鸣，孙鞾郡，刘巧云，等. 言语呼吸障碍评估的原理及方法 [J]. 中国听力语言康复科学杂志，2011（1）：65-67.

[12] 黄昭鸣，万萍，杜晓新，等. 论胸式呼吸在聋儿言语康复中的危害性 [J]. 中国听力

语言康复科学杂志，2005（4）：30-32.

[13] 黄昭鸣，万萍，王衍龙. 言语呼吸疾病的定量评估及矫治对策 [J]. 中国听力语言康复科学杂志，2004，2（5）：23-25.

[14] KIM HA-KYUNG，赵凤云，刘晓明，等. 正常青年人不同语料测试基频的研究 [J]. 听力学及言语疾病杂志，2015，23（6）：575-577.

[15] 李宁，张晓丹，黄昭鸣. 汉语鼻辅音共振峰的比较研究 [J]. 中国听力语言康复科学杂志，2009（5）：36-38.

[16] 邱卓英.《国际功能、残疾和健康分类》研究总论 [J]. 中国康复理论与实践，2003，9（1）：2-5.

[17] 司博宇，高栋，周林灿，等. 基于声控游戏的儿童言语障碍康复系统设计 [J]. 现代教育技术，2013，23（5）：103-107.

[18] 万萍，黄昭鸣，周红省. 音质障碍测量与治疗的个案研究 [J]. 中国听力语言康复科学杂志，2007（1）：47-49.

[19] 万勤，陈守华，黄昭鸣. 呼吸方式对3~6岁健听和听障儿童最长声时与最大数数能力的影响 [J]. 听力学及言语疾病杂志，2011，19（6）：506-508.

[20] 万勤，黄昭鸣. 言语呼吸方式异常的矫治 [J]. 中国听力语言康复科学杂志，2012（1）：59-61.

[21] 万勤，黄昭鸣，杜晓新. 肌强直患者鼻音功能亢进的个案分析 [J]. 中国听力语言康复科学杂志，2006，4（2）：51-53.

[22] 万勤，黄昭鸣，卢红云，等. 口腔共鸣障碍的矫治 [J]. 中国听力语言康复科学杂志，2012（5）：379-381.

[23] 万萍，黄昭鸣，魏霜，等. 鼻音功能异常聋儿的评估与矫治个案研究 [J]. 听力学及言语疾病杂志，2008，16（2）：152-153.

[24] 李宁，黄昭鸣，周林灿，等. 3—5岁听障儿童鼻音障碍特征及康复训练研究 [J]. 中国特殊教育，2012（9）：24-29.

[25] 万勤，胡金秀，张青，等. 7~15岁痉挛型脑瘫儿童与健康儿童言语呼吸特征的比较 [J]. 中华物理医学与康复杂志，2013，35（7）：542-546.

[26] 万勤，努尔署瓦克，邵国郡，等. 学龄唐氏综合征患儿与正常儿童口腔共鸣声学特征比较 [J]. 听力学及言语疾病杂志，2013（5）：469-473.

[27] 王飞，郑钦，黄昭鸣. 声门闭合不全的功能性嗓音障碍矫治的个案研究 [J]. 临床耳鼻咽喉头颈外科杂志，2009，23（12）：546-548.

[28] 王衍龙，黄昭鸣，万萍. 最长声时测量在聋儿言语呼吸中的指导意义 [J]. 中国听力

语言康复科学杂志，2004，2（3）：10-13.

[29] 魏春生，王薇，陈小玲，等．声带振动功能的定量检测 [J]. 临床耳鼻咽喉杂志，1999，13（6）：248-251.

[30] 魏霜，黄昭鸣，杜晓新等．18~40 岁成人鼻流量参考标准的研究 [J]. 中国听力语言康复科学杂志，2009（2）：38-42.

[31] 张玉红，黄昭鸣，刘巧云．特殊教育专业康复实践教学的运行困境与突围路径——基于智慧康复云服务的视角 [J]. 中国特殊教育，2015（11）：49-55.

[32] 张颖文，肖永涛，郑惠萍．痉挛型脑瘫儿童与正常儿童口腔共鸣特征比较 [J]. 听力学及言语疾病杂志，2016，24（4）：327-329.

二、英文文献

[1] BOONE, D. R., MCFARLANE, S. C., VON BERG, S. L., et al. The voice and voice therapy [M]. Boston, MA: Allyn & Bacon, 2010.

[2] DEJONCKERE P H. Assessment of voice and respiratory function[M]. Surgery of Larynx and Trachea. Springer Berlin Heidelberg, 2009.

[3] MORRISON M, RAMMAGE L, Nichol H, et al. The management of voice disorders[M]. Chapman and Hall Medical, 1994.

[4] BENNETT S. Vowel formant frequency characteristics of preadolescent males and females. [J]. Journal of the Acoustical Society of America, 1981, 69（1）: 231.

[5] BOONE D R, MCFARLANE S C. A critical view of the yawn-sigh as a voice therapy technique[J]. Journal of Voice, 1993, 7（1）: 75.

[6] CANTOR CUTIVA L C, VOGEL I, BURDORF A. Voice disorders in teachers and their associations with work-related factors: a systematic review[J]. Journal of Communication Disorders, 2013, 46（2）: 143-155.

[7] DEAL R E, EMANUEL F W. Some waveform and spectral features of vowel roughness[J]. Journal of Speech Language and Hearing Research, 1978, 21（2）: 250-264.

[8] HIRANO M, KOIKE Y, VON L H. Maximum phonation time and air usage during phonation[J]. Folia Phoniatrica Et Logopaedica, 1968, 20（4）: 185-201.

[9] HILLMAN R E, HAMMARBERG B. Efficacy of a behaviorally based voice therapy

protocol for vocal nodules[J]. Journal of Voice, 2001, 15（3）: 395–412.

[10] HUANG D Z, MINIFIE F D, KASUYA H, et al. Measures of vocal function during changes in vocal effort level[J]. Journal of Voice Official Journal of the Voice Foundation, 1995, 9（4）: 429.

[11] KANKARE E, LAUKKANEN A M, IRMA ILOMÄKI, et al. Electroglottographic contact quotient in different phonation types using different amplitude threshold levels[J]. Logopedics Phoniatrics Vocology, 2012, 37（3）: 127–132.

[12] KOTBY M N, EL-SADY S R, BASIOUNY S E, et al. Efficacy of the accent method of voice therapy[J]. Nippon Jibiinkoka Gakkai Kaiho, 1991, 101（4）: 416–416.

[13] MACKENZIE K, MILLAR A, WILSON J A, et al. Is voice therapy an effective treatment for dysphonia? A randomised controlled trial[J]. Bmj, 2001, 323（7314）: 658–661.

[14] MARTIN D, FITCH J, WOLFE V. Pathologic voice type and the acoustic prediction of severity[J]. Journal of Speech Language and Hearing Research, 1995, 38（4）: 765.

[15] MARTINS R H, DO AMARAL H A, TAVARES E L, et al. Voice disorders: etiology and diagnosis.[J]. Journal of Voice, 2016, 30（6）: 761.e1.

[16] MILOVANOVIC J, JOTIC A, DJUKIC V, et al. Oncological and functional outcome after surgical treatment of early glottic carcinoma without anterior commissure involvement[J]. BioMed Research International, 2014: 1–7.

[17] MURRY T, WOODSON G E. Combined–modality treatment of adductor spasmodic dysphonia with botulinum toxin and voice therapy[J]. Journal of Voice, 1995, 9（4）: 460–465.

[18] NARAYANA S, FOX P T, ZHANG W, et al. Neural correlates of efficacy of voice therapy in parkinson's disease identified by performance-correlation analysis[J]. Human Brain Mapping, 2010, 31（2）: 222–236.

[19] SCHINDLER A, BOTTERO A, CAPACCIO P, et al. Vocal improvement after voice therapy in unilateral vocal fold paralysis[J]. Journal of Voice Official Journal of the Voice Foundation, 2008, 22（1）: 113–118.

[20] SMITH S L, TITZE I R. Vocal fold contact patterns based on normal modes of vibration. [J]. Journal of Biomechanics, 2018.

[21] SPEYER R. Effects of voice therapy: a systematic review. [J]. Journal of Voice, 2008, 22（5）: 565–580.

[22] VAN GOGH C D L, RINKEL R N P M, DE BRUIN M D, et al. The efficacy of voice

therapy in patients after treatment for early glottic carcinoma-van Gogh-2005-Cancer-Wiley Online Library[J]. Cancer, 2010, 106（1）: 95-105.

[23]　ZRAICK RI, GENTRY MA, SMITH-OLINDE L, et al. The effect of speaking context on elicitation of habitual pitch[J]. Journal of Voice, 2006, 20（4）: 545-554.